Pu
Multnor
Title Wa
216 NE Knott St. Portland, OR
503-983-5021

Johana Clavel
COCINA LATINA LIGERA

Johana Clavel es una chef venezolana que se especializa en cocina saludable. Amante de los platos creativos y llenos de sabor, Johana se inspira en el éxito de su propia familia en haber logrado un estilo de vida saludable y sostenible. Su objetivo más importante es ayudar a otras familias a seguir este camino. Es una invitada regular a renombrados programas de televisión en español, entre ellos "Mujer de Hoy" y "Master Chef Latino", de Telemundo, y "Despierta América", de Univision. Johana tiene su cocina-estudio en Miami, donde vive con su esposo y su hijo.

Cocina
latina
ligera

Cocina latina ligera

RECETAS Y CONSEJOS PARA UNA VIDA MÁS SALUDABLE

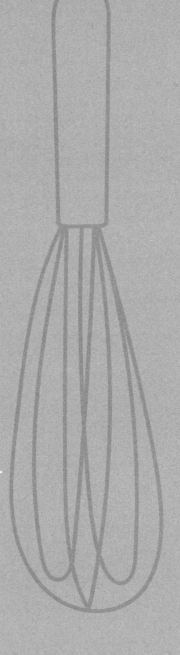

Johana Clavel

PRÓLOGO DE JOSÉ FERNÁNDEZ

Vintage Español

Una división de Penguin Random House LLC

Nueva York

PRIMERA EDICIÓN VINTAGE ESPAÑOL, DICIEMBRE 2019

Copyright © 2019 por Johana Carolina Clavel Núñez

Todos los derechos reservados. Publicado en los Estados Unidos de América por Vintage Español, una división de Penguin Random House LLC, Nueva York, y distribuido en Canadá por Penguin Random House Canada Limited, Toronto.

Vintage es una marca registrada y Vintage Español y su colofón son marcas de Penguin Random House LLC.

Todas las fotos contenidas en este libro son propiedad de la autora.

La autora no es una profesional de la salud. Las recetas y los consejos contenidos en este libro no deben sustituir los consejos y cuidados médicos dictados por tu doctor. Cada individuo tiene necesidades nutricionales diferentes y es responsable de tomar sus propias decisiones sobre su salud, siguiendo las recomendaciones de su doctor.

Información de catalogación de publicaciones disponible en la Biblioteca del Congreso de los Estados Unidos.

Vintage Español ISBN en tapa blanda: 978-0-525-56557-4
eBook ISBN: 978-0-525-56558-1

Para venta exclusiva en EE.UU., Canadá, Puerto Rico y Filipinas.

Diseño del libro: Debbie Glasserman

www.vintageespanol.com

Impreso en los Estados Unidos de América

10 9 8 7 6 5 4 3 2 1

FRASE PARA DIOS

Si Dios nos da un don, es nuestra responsabilidad compartirlo con todos los que podamos, y a Él le doy gracias por regalarme la bendición de poder dedicarme a dos cosas que amo al mismo tiempo: cocinar y ayudar a los demás.

Índice de contenido

85   Almuerzos

Cenas

Cocina
latina
ligera

Prólogo

Hay libros que entretienen, divierten, informan, e incluso enseñan. El que ahora tienes en tus manos, además de todo eso, también alimentará y nutrirá tu vida. Será una herramienta fundamental con la que aprenderás a cocinar platos fáciles y al mismo tiempo muy ricos y saludables. Les confieso algo: en los platos de esta querida chef no hay nada insípido, así que, cuando pongan en práctica las recetas, se acordarán de mí, sonreirán y dirán: ¡José tenía razón!

Johana, al igual que yo, en algún momento tuvo problemas de salud debido a los malos hábitos, y aprendió que la medicina que curaría sus padecimientos era la alimentación. Buscando la versión saludable de cada plato, fue transformando su vida. Es por eso que, más que un simple libro de cocina, este es un libro lleno de historias reales y de un gran deseo de que tú también transformes tu vida. Si me preguntaran qué es lo más valioso que tiene este libro, mi respuesta sería muy simple y clara: la preocupación de Joha por ayudarte a mejorar tu salud.

Para mí, es un gran honor escribir este prólogo. Joha dice que yo tengo el poder de cambiarle "el *chip*" a las personas, pero ella tiene algo mucho más grande: el poder mágico de lograr que cada plato que cocina tenga un sabor increíblemente delicioso. Joha, quiero que sepas que esta obra de arte que acabas de crear será un éxito, por el simple hecho de siempre poner a Dios por delante de tus proyectos y porque con cada palabra escrita has perseguido ayudar y bendecir al lector.

Si hoy sostienes este libro en tus manos es porque estás dispuesto a lograr un cambio positivo en tu vida. Sácale el jugo a su sabiduría. Sin embargo, quiero dejar claro que, si se convierte solo en un lindo adorno en tu cocina, esta maravillosa herramienta será inútil y no hará por ti lo que mereces, deseas y esperas de tu vida y tu salud. Solo tú tienes la capacidad de poner en práctica lo que Joha nos comparte. Tú eres la única persona que puede asumir y realizar el propósito de tener una salud óptima sin sacrificar tu paladar.

Felicidades, mi querida Joha, por estas páginas útiles para toda la familia. Ellas son la mayor inversión que un ser humano puede hacer en su búsqueda de una vida equilibrada, llena de bienestar, salud y éxito. Y no podría terminar sin antes recordarles que no se trata de dejar de comer, sino ¡de aprender a comer!

Buen provecho.

JOSÉ FERNÁNDEZ

Mi
historia

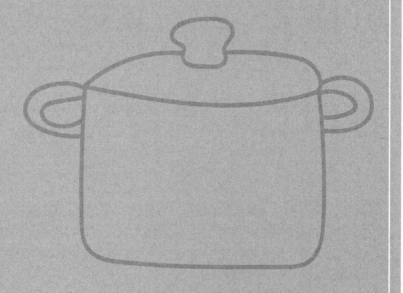

El comienzo de un sueño

Mi nombre es Johana Clavel. Soy esposa y empresaria, chef de profesión, cocinera de corazón y madre de un hermoso niño. Siempre me gustó cocinar. Desde muy pequeña quise ser chef y, aunque al principio no tuve la oportunidad de estudiarlo como profesión, nunca abandoné ese sueño.

Mis travesías en la cocina comenzaron a los 10 años, más o menos. Al principio siempre cometía pequeños desatinos, pero estos solo me enseñaron que la práctica hace al maestro. De niña, me encantaba ver programas de cocina en televisión y hojear libros de recetas. Le preguntaba a mi mamá, a mi abuela o a mis tías cómo preparaban sus ricas comidas. La cocina empezaba a ser, más que una simple curiosidad, un mundo desconocido lleno de magia y sabor.

Aún recuerdo un episodio que cada Navidad o en reuniones familiares es tema de conversación. Se trata de la vez que le pregunté a una tía cómo había preparado un dulce de mamón que nos había dado a probar. Intenté hacerlo cuando llegué a casa, pero se podrán imaginar lo que sucedió, dada mi poca experiencia, tan escasa como mi edad: quemé una de las ollas más costosas de mi mamá. Debido a la urgencia por esconder mi error, oculté la olla en el techo de mi casa. Al poco tiempo, mi mamá empezó a echar en falta la olla y me tocó confesarle lo que había sucedido, pero cuando fui a buscarla en donde la había escondido, ya no estaba. Alguien debió habérsela llevado, pero en mi inocencia pensé y le dije a mi madre que, como yo le había pedido a Dios que ella no se diera cuenta de la ausencia de la olla para que no me regañase, estaba segura de que había sido Él quien la había desaparecido. ¿Cómo podría regañarme después de semejante respuesta?

De pequeña, también me gustaba el modelaje, y mis padres me inscribieron en academias donde, además de enseñarnos a caminar por la pasarela, posar para las fotos y bailar, recibí mis primeras clases sobre nutrición, de la mano de una bella y saludable nutricionista llamada Marina. En aquellas clases aprendí muchas cosas, en especial que una lata de refresco contiene de 12 a 16 cucharadas de azúcar; que el té frío instantáneo (que conocemos como Nestea) contiene exactamente una cantidad de azúcar similar; que las carnes rojas son altas en grasas saturadas y no debemos consumirlas más de dos veces por semana; que el azúcar, las bebidas dulces y las golosinas pueden causar celulitis, y que los excesos siempre son malos. Es por ello que, desde los 13 años, empecé a cuidar un poco mi alimentación. Dejé de consumir gaseosas y seguí los consejos que había recibido, y muchas veces me encargué de preparar comidas para mi familia.

Sin embargo, a los 18 años, mientras hacía una paella en familia, me desplomé con todo y paellera entre los brazos de mis padres. Sufrí un síncope cardiaco, que es cuando el corazón deja de bombear oxígeno al cerebro por un momento. Salimos corriendo al hospital y allí me detectaron un prolapso en la válvula mitral del corazón. El doctor me indicó que debía abstenerme por completo de ingerir bebidas negras y con cafeína, cosa que ya hacía varios años había dejado de consumir, y evitar el ejercicio extremo. Fue entonces que entendí por qué me ahogaba en las clases de *aerobics*, *taebox* o *spinning*, que tanto me gustaban. Me sentía débil y fatigada. Con mucha desilusión, escuché al doctor prescribirme un medicamento que, según su diagnóstico, iba a tener que tomar toda la vida.

Cuando terminé la secundaria, tenía claro lo que quería estudiar, pero en aquel entonces la carrera de chef no estaba muy posicionada en mi ciudad. No había ninguna escuela de cocina para profesionales; solo se ofrecían algunos cursos breves para aficionados. Por otro lado, mis padres no tenían la posibilidad de enviarme a estudiar al exterior o a la capital, donde sí había escuelas especializadas. Además, siendo ambos profesores en la Universidad del Zulia en Maracaibo, mi ciudad natal en Venezuela, no estaban muy contentos con la idea de que su hija estudiase cocina, en especial mi padre, que me aconsejó que estudiara primero una carrera en la universidad y tomara la cocina como *hobby*.

Creo firmemente que, en la vida, siempre encontraremos obstáculos, y debemos buscar la manera de superarlos y seguir adelante con fe y determinación. Fui a la universidad, estudié comunicación social, trabajé duro y ahorré, hasta que por fin llegó el día en que yo misma pude financiar mis estudios de cocina y convertir mi sueño en realidad. Pero no sin haber, primero, superado muchos obstáculos.

Estaba estudiando en la universidad y trabajando como modelo cuando conocí al hombre de mis sueños: fue amor a primera vista. Por supuesto, yo lo enamoré, como dicen, "por el estómago". Le cocinaba de todo —él era, en realidad, mi conejillo de Indias— y muy pronto construimos una hermosa familia. Como nos convertimos en padres siendo muy jóvenes y sin haberlo planeado, tuvimos que ponernos a trabajar en lo que consiguiéramos para poder mantener a nuestro hijo.

Vivíamos con mi suegra. Cada uno tenía su carro y trabajábamos como comerciantes, vendedores, en compañías públicas, haciendo de todo un poco para subsistir. Atravesamos muchos momentos difíciles. En una ocasión decidimos vender uno de nuestros autos para invertir en un negocio que nos habían propuesto, con la intención de ganar un poco de dinero para comprar una casa y conseguir mayor estabilidad. Sin embargo, el resultado no fue lo que esperábamos.

Fuimos estafados y además nos quedamos sin empleo. Fue realmente devastador. Apenas nos alcanzaba el dinero para lo básico. No teníamos para comprar siquiera el uniforme escolar de nuestro hijo. Pero no perdí la fe. Gracias a Dios, recibimos apoyo de nuestros familiares y mi esposo empezó a viajar para buscar electrodomésticos que vender en nuestra ciudad. Con eso nos mantuvimos. Recuerdo la preocupación que sentíamos en ese momento, y como le repetía a mi esposo (a quien muchos de ustedes conocen como "Don Ligero") que no se llenara de rencor, porque donde hay odio no habita Dios y aún no sabíamos cuál era la lección que aprenderíamos de todo eso.

Yo estaba segura de que Dios tenía algo grande planeado para nosotros y de que era necesario olvidar lo sucedido para poder avanzar. Pero la frustración era muy grande. Poner nuestra confianza y nuestros ahorros, lo poco que teníamos, en la palabra de otros nos hizo cuestionarnos a nosotros mismos. Estuvimos a punto de perder lo único que nos quedaba (aparte de nuestro hijo): nuestro matrimonio.

A pesar de todo lo que vivimos y logramos superar con la ayuda de Dios, porque en él fue en quien me refugié, puedo decir que definitivamente salimos ganando. Nuestra relación se hizo más fuerte y nos crecimos como individuos. Los golpes duros pueden ayudarnos a crecer y convertirnos en mejores personas. Claro, siempre y cuando estemos dispuestos a aprender la lección.

Mientras vivíamos esa etapa tan difícil, pude darme cuenta de varias cosas. Cuando me casé, me pasó lo que les pasa a muchas mujeres: me dediqué plenamente a mi nueva familia, dejando a un lado mis sueños y aspiraciones. Me preocupaba más por el bienestar y la felicidad de mi familia que por la mía propia, y eso, aunque parezca bonito, no es lo correcto. Si no nos queremos a nosotras mismas y no nos preocupamos por nuestra realización personal, nunca podremos ser un ejemplo para nuestros hijos, y al final tampoco lograremos ser realmente felices.

Entonces comprendí que debía empezar a preocuparme un

poco más por lo que yo quería, por los sueños que siempre estaban presentes en mi mente y en mi corazón. Retomé mis entrenamientos en el gimnasio y mis estudios en la universidad, buscando reencontrarme conmigo misma, porque comprendí que hacer cosas por mí no era algo malo. Eso no quería decir que no amara a mi familia o que los amara menos. Aprendí que esos detalles me hacían más feliz, y yo les transmitía esa felicidad a ellos, llenándolos de amor, buena energía, fe y optimismo en la construcción de una buena economía familiar. Más adelante llegó la bendición.

Pienso que en el momento en el que decidimos soltar la carga de sentimientos negativos, es cuando lo positivo empieza a florecer. Y, para nosotros, así fue.

CONFIAR Y PERSISTIR

Siempre he estado convencida de que Dios coloca en nuestro camino a las personas indicadas para ayudarnos a realizar nuestros sueños. Y así fue que llegó el día esperado en el que nuestras vidas cambiarían para siempre.

Estando yo aún en la universidad, mi cuñada conoció al entrenador José Fernández y, bajo su guía, revolucionó su forma de vivir. Aprendió una nueva manera de alimentarse con la que al fin pudo acabar con el sobrepeso causado por sus embarazos y sus malos hábitos alimenticios. Una vez que despertó su pasión por la cocina saludable, me invitó a que, juntas, creáramos una nueva alternativa culinaria que respondiera a las necesidades que muchas personas pedían a gritos: Salud con Sabor.

Así empezó todo. No fue nada difícil compaginar sus ideas con todo lo que yo había soñado. Esa noche, antes de dormir, en mis conversaciones con Dios le pedí un nombre para el futuro negocio, y entonces vino a mi mente LIGERO EXPRESS. Queríamos abrir un servicio de comida saludable, pero deliciosa, a domicilio. Al día siguiente, le lleve a mi cuñada una propuesta de lo que sería nuestra empresa, con todo lo que nuestras mentes habían soñado: misión, visión, objetivos, logo, colores, página web... como un elaborado trabajo universitario. Quería que quedara claro lo comprometida y ansiosa que estaba por iniciar ese proyecto con ella.

Por cosas de la vida, o de Dios, mi cuñada se mudó a Colombia. Entonces mi esposo y yo decidimos comenzar el proyecto. Preparábamos almuerzos y los repartíamos en oficinas, mientras yo continuaba estudiando y él, viajando y vendiendo electrodomésticos para mantenernos y reunir dinero para irnos a Colombia. La idea era empezar allá, junto a mi cuñada, la empresa que soñábamos.

Pero la vida da muchas vueltas, y nos coloca justo donde debemos estar para alcanzar el éxito. Mi cuñada regresó a Venezuela y yo estaba allí, paciente, ansiosa, casi desesperada por retomar nuestro proyecto. ¿Has escuchado alguna vez la frase de Paulo Coelho, uno de mis autores favoritos, que dice que "Cuando deseas algo con todo tu corazón, el universo entero conspira a tu favor"? Bueno, yo nunca dejé de desearlo.

Nos pusimos en marcha. Comenzamos a trabajar desde el apartamento de mi cuñada, esta vez vendiendo postres saludables por encargo. Yo nunca había hecho un postre saludable, y mi cuñada apenas empezaba a experimentar. Todo surgió de manera muy empírica. De hecho, aún recuerdo cómo nació una de nuestras tortas más importantes: mi cuñada había inventado una torta de harina de quinua, almendras y vainilla, pero una clienta nos pidió que se la hiciéramos sin quinua. Puse manos a la obra: omití la quinua y solo utilicé almendras, pero la torta se desmoronaba. Tuve que hacerla de nuevo y modificar las cantidades, hasta que por fin tuve éxito y obtuvimos una torta perfecta que luego se convirtió en la base de la mayoría de nuestras tortas. En ese momento aprendí que, en la cocina, el secreto está en conocer los ingredientes y cómo se comportan entre sí. Eso me sirvió para poder crear, modificar y mejorar miles de opciones más.

Muy pronto comenzó a crecer nuestra clientela. Con mucho esfuerzo, abrimos nuestra primera tienda en Maracaibo. Esa ciudad se caracteriza por su comida criolla, basada en cosas fritas poco saludables, y por su gente, muy selectiva, lo cual era un doble desafío. Pero, para sorpresa de muchos, los cautivamos con nuestro sabor dulce y saludable, y se hacían filas enormes para probar nuestros postres sin culpa. Fuimos pioneros en ofrecer postres sin azúcar y sin harinas refinadas, libres de gluten, conservantes o químicos, y causamos una revolución que pronto traspasaría las fronteras.

En ese camino, mi esposo y yo nos dedicamos de lleno a nuestro nuevo bebé, Ligero Express, brindándole todo nuestro tiempo, ganas y corazón para ofrecer siempre lo mejor. Desafiándonos a nosotros mismos, seguimos innovando para satisfacer el paladar de nuestros clientes. Nos dimos cuenta, por ejemplo, de que nuestros postres saludables no solo ayudaban a calmar la ansiedad, sino también jugaban un papel fundamental en la vida de aquellas personas que sufrían enfermedades, como diabetes o intolerancia al gluten, y en los casos, más especiales para nosotros como padres, de niños con autismo o hiperactividad, quienes deben llevar un régimen alimenticio especial. Poder hacerlos felices y verlos celebrar sus cumpleaños con tortas especiales para ellos no tiene precio.

Nunca olvidaré la cara de un niño de tres años, que padecía diabetes, cuando llegó a nuestra tienda brincando de felicidad porque nunca antes había tenido la oportunidad de disfrutar de un *cupcake* sin poner en riesgo su salud. Esa será siempre nuestra gran satisfacción, y ellos, nuestra mayor inspiración.

Cuando nos dedicamos a trabajar en algo que amamos, jamás se siente como un trabajo, sino como una diversión. Y si, al mismo tiempo, logramos ayudar a quienes nos necesitan, la bendición es doble. Pudimos crear más de 60 postres diferentes porque más que hacer dulces sanos, promovemos un nuevo estilo de vida.

A la par de todo eso, en mí ocurría una transformación. Comencé a ver la alimentación de una manera más consciente. Lo que había surgido de un interés en lucir un cuerpo de "modelo" y cumplir con las expectativas o patrones de belleza que impone la sociedad, pasó a ser un interés en ganar salud para mi corazón y buscar mi propio equilibrio. Descubrí todo el bien que podíamos hacer, no solo a nosotros mismos, sino también a los que nos rodean, aprendiendo a comer de manera más saludable.

Al comienzo de este hermoso camino, como no tenía dinero para pagar una consulta con mi querido entrenador José, comencé siguiendo sus consejos por Twitter y aprendiendo lo que él le enseñaba a mi cuñada. Encontré mucho de lo que estaba buscando, en especial salud para mi corazón, cuando mejoré mi alimentación y adopté un nuevo estilo de vida. También entendí que debía aprender mucho más sobre la salud y el bienestar de la familia.

Trasladé todo mi amor y pasión por la cocina a la creación de un estilo saludable, divertido, práctico y creativo para seguir comiendo platos deliciosos sin necesidad de sacrificar el sabor. Me dediqué a transformar cada una de nuestras comidas, incluso las ricas comidas típicas venezolanas, en una versión más sana. Todo eso, por supuesto, con la intención de ayudar tanto a mi propia familia como a los demás. Quería darles ideas y ofrecerles alternativas sanas que les permitieran cambiar el estilo de vida. Empecé a compartir mis recetas a través de las redes sociales.

Luego tuve la fortuna de conocer en persona, durante un viaje a Miami, al entrenador José y a quien también se convirtió en nuestra gran amiga, la nutricionista Isabel Molero. Fue una sorpresa para mí saber que él, a quien yo admiraba y había seguido por tanto tiempo, sabía quién era yo y quería que formara parte de su segundo libro. A ambos les gustaba mi forma de cocinar y me invitaron a desarrollar parte de las recetas del segundo libro de José, *Reta tu vida*. No lo podía creer. Fue un sueño hecho realidad, una gran bendición, que me ayudó mucho a fortalecer la confianza en mí misma, a creer en mi capacidad, talento y valor.

José se convirtió en nuestro gran maestro. Sobre todo, nos enseñó cómo adoptar un estilo de vida sostenible en el tiempo, y cómo combinar nuestras comidas según los objetivos que estábamos buscando. Ahora, mucho más que un maestro, es nuestro gran amigo, de quien nunca dejamos de aprender. También tomé cursos sobre nutrición y deporte en mi ciudad natal, Maracaibo, y sobre salud, *fitness* y nutrición con el Dr. Guillermo Navarrete, conocido como @Nutrillermo en las redes sociales. De "mi estimado" (como él mismo dice) aprendí mucho: cómo contar los nutrientes en lugar de las calorías, la importancia de consumir grasas buenas, y por qué debemos evitar los alimentos súper procesados y azucarados, de efectos fatales en nuestra salud y en la de nuestros niños.

La gente estaba tan encantada con lo que compartía en las redes que empezaron a pedirme que les enseñara a cocinar de manera saludable. Comencé a dictar talleres de cocina saludable en Maracaibo y otras ciudades de Venezuela. Recuerdo que, en el primer taller, me temblaban las manos, pero no hay nada que dé más seguridad que la experiencia y el conocimiento. Esa fue la puerta que abrió nuestro destino. En ese momento, todo se fue burbujeando, como la espuma: nuestra empresa y mi prestigio de cocinera de platos saludables ya no se limitaron a nuestra ciudad, sino que se extendieron a otras partes del mundo.

La situación en nuestro país cada vez estaba peor, así que mi cuñada decidió irse a vivir a Miami y, juntas, empezamos a planear la apertura de una nueva tienda Ligero Express, ella desde allá y yo desde Venezuela. Por cosas de la vida, en una de las visitas que hicimos a Miami tuvimos que salir desde Barranquilla, Colombia. Cuando lo comenté en las redes sociales, muchas seguidoras me pidieron que realizara uno de los talleres de cocina en ese país. De igual forma, una chica en Georgia, Estados Unidos, decidió organizarme un taller en la ciudad de Lawrenceville. Eso fue grandioso, sentí mucha emoción y agradecimiento con Dios. No podíamos creer lo lejos que habíamos llegado y todos los nuevos lugares que estábamos conociendo. Cuando regresamos a casa, estábamos aún más motivados, teníamos nuestra tienda y el reconocimiento que tanto buscábamos.

Pero me faltaba lograr algo muy especial para mí: graduarme de alta cocina. Era algo con lo que siempre había soñado y no había podido hacerlo por falta de dinero, así que se lo comenté a mi esposo y le dije que iba a necesitar su apoyo. Sorpresa para mí fue que me respondiera que no solo me apoyaba, sino que él también quería estudiar conmigo.

Después tuvimos la oportunidad de hacer una primera gira con nuestro taller de cocina saludable por distintas ciudades de Colombia. Lo hicimos con la ayuda de mis seguidoras virtuales, que se convirtieron en amigas y no solo nos ayudaron a encontrar el lugar donde dictar los talleres, sino también nos brindaron su hogar. Durante dos años consecutivos hicimos giras por Colombia y nuestro pequeño hijo siempre nos acompañó. Nos íbamos en transporte público, desde Maracaibo hasta Maicao, pasando la frontera. Era un poco peligroso, pero no teníamos los recursos económicos para hacerlo de otro modo. En casa de nuestras amigas, donde nos quedábamos a dormir, generalmente dormíamos todos en un solo cuarto, pero siempre se lo hicimos ver a nuestro hijo como una gran aventura. Además de trabajar en los cursos, pudimos conocer lindas ciudades, su gastronomía y algunos sitios turísticos, pensando sobre todo en que nuestro hijo se divirtiera. Más adelante también llevamos nuestra gira a Miami y Puerto Rico.

En nuestro país pudimos ver muchos sueños hechos realidad, pero también atravesamos por situaciones muy duras que nos hicieron tomar la difícil decisión de emigrar. Nuestro hijo presenció cómo un hombre se metía a nuestra casa para tratar de robar, justo cuando regresábamos de su clase de karate. En otra ocasión, quedamos atrapados en una manifestación y le tuvimos que gritar que se escondiera debajo del asiento del auto porque se oían disparos y estaban lanzando bombas lacrimógenas. Siendo hijo de emprendedores en el mundo de la cocina, pasaba más tiempo con nosotros, en nuestra tienda, que en otros lugares.

Un día, cuando cerramos el local e íbamos de camino a llevar a una empleada a su casa, presenciamos cómo asaltaban a un auto frente a nosotros. Intentamos huir, pero no pudimos perder a los ladrones. Casi los chocamos. Iban en motocicleta y el hombre que estaba montado detrás nos apuntó con un arma desde la distancia. Pude sentir el frío de la pistola en medio de la frente. Todo había cambiado. En Venezuela reinaba la inseguridad, se sufría una pérdida de valores y oportunidades de crecimiento, y cada vez se nos hacía más complicado conseguir los ingredientes para continuar trabajando. Así que nos preparamos para ofrecerle un mejor futuro a nuestro hijo.

En Miami, comenzamos anunciando nuestra gran apertura por las redes sociales, solo informando que se podrían pedir todos nuestros postres por encargo. Mientras, preparábamos las cosas en la tienda de Venezuela y lográbamos reunir un poco más de dinero para irnos. Empezamos como en Venezuela, cocinando desde la casa de mi cuñada, pero con planes de abrir nuestra tienda. Y lo logramos una vez más. Abrimos nuestro Ligero Express Miami.

La verdad, como no teníamos mucho dinero para invertir, pusimos lo que teníamos, y a eso le sumamos nuestras ideas, talento y, sobre todo, nuestro tiempo y corazón. Fue una muestra más de que el éxito no tiene que ver con cuánto tengamos, sino con quiénes somos y con lo seguros que estemos de nosotros mismos. Cuando creemos verdaderamente en nuestras capacidades, somos positivos y tenemos fe, todo empieza a fluir. Porque el valor no está en el dinero, sino en uno mismo, en nosotros, como personas. A pesar de que en Miami nos hemos mudado más de seis veces —hemos vivido con amigos y familiares, en salas, en un solo cuarto—, y de las largas horas de trabajo, unas veces hasta la madrugada y otras teniéndonos que quedar a dormir en la tienda, por no tener donde vivir y no haber conseguido establecernos, era feliz con solo ver la sonrisa en el rostro de mi hijo y la tranquilidad de saber que le estábamos preparando un mejor futuro.

En Miami conocí a otra gran amiga, la doctora Klara Senior. Estaba escribiendo *El reto de las seis semanas* y también me pidió que colaborara con el desarrollo de las recetas de su libro, propuesta que por supuesto acepté. Mi querida doctora se convirtió en otro ángel más en nuestro camino, junto a los que ya he mencionado.

Fue en Miami donde lanzamos nuestra línea de alimentos salados y congelados, que mi esposo y yo habíamos querido desarrollar en Venezuela, pero no habíamos podido hacerlo debido a la situación en el país. Esta línea también tuvo gran éxito, y pronto todo fue cambiando. Me invitaban a programas de televisión, e incluso fui durante un año la chef del segmento de cocina de un canal regional en Miami. Entonces asumimos el reto de llevar nuestro mensaje a diferentes ciudades de Estados Unidos. Así comenzamos una nueva aventura, y nos fuimos en auto mi "Don Ligero", mi "Don Ligerito" y yo desde Miami hasta Nueva York, conociendo, disfrutando y dictando nuestro taller Cocinando Tu Salud. Fue una experiencia inolvidable.

Casi todos los meses imparto talleres de cocina en Miami, donde vivo actualmente, y he comenzado a dar clases en academias culinarias muy importantes, algunas vinculadas a la Florida Global University y al Centro Educativo Latinoamericano. Diseño un menú diferente para cada taller, con nuevas recetas prácticas y saludables, ideales para toda la familia. Se trata de recetas exclusivas para los talleres, que no comparto en las redes. Es por eso que decidí, a petición de muchos seguidores, escribir este libro: para plasmar esas recetas junto con todas las demás que forman parte de mi crecimiento profesional, personal y espiritual.

La cocina siempre me ha dado la oportunidad de dejar fluir la creatividad y la pasión por un estilo de vida saludable, pero también ha sido un escape de la realidad y un refugio de fe y esperanza en un mejor futuro. Ahora puedo decir que, habiéndole dado todo a Ligero Express, lo mejor que pude, con alma y corazón, me he dado cuenta de que mi propósito en la vida va mucho más allá. Mi misión es ayudar a otros para que, como nosotros, puedan tener un nuevo estilo de vida, sostenible y saludable, tanto como individuos como en el marco de la familia.

Una idea nueva parece una locura hasta que consigues personas que creen en ti y se convierte en un éxito. Es por eso que necesitaría un libro entero solo para agradecerles a cada uno de ustedes, y a los muchos ángeles que se presentaron en nuestro camino, por las palabras de aliento, los consejos, la motivación y la ayuda, especialmente en nuestra etapa de inmigrantes.

Creo fielmente que Dios siempre termina colocándonos, tarde o temprano, en el lugar donde podemos dar lo mejor de nosotros mismos. Por ello, siempre debemos hacer todo con amor, para la gloria de Dios, porque todo traerá una recompensa y nos dejará una enseñanza. Disfruto compartir mi amor por la cocina. Siento una explosión de sentimientos cada vez que creo alguna versión saludable, o cuando veo que realizan mis recetas. Grito emocionada: "¡Esa es mi tribu saludable, activados y en sintonía!".

Alguna vez leí que "nuestros pensamientos constituyen una forma de energía que vibra a una velocidad determinada en función del nivel de intensidad emocional que acompaña al pensamiento". Cuanto más inseguros o temerosos sean tus pensamientos, más personas y situaciones afines atraerás hacia tu vida. Pero todo irá a tu favor si aprendes a administrar esos pensamientos de manera positiva. De forma inevitable, atraerás a aquellas personas y situaciones que estén en armonía con tus pensamientos dominantes, y creo firmemente que es por ello que he tenido la fortuna de estar rodeada de nutricionistas, entrenadores, cocineros de platos saludables, *coaches*... todos interesados en promover la salud, el bienestar y el equilibrio.

Joel Osteen, pastor y reconocido escritor, dice que nuestra mente fue diseñada como una computadora con un *software* perfecto, pero que siempre le llegan virus que intentan afectar el sistema y es nuestro deber apretar la tecla de borrar y deshacernos de los pensamientos negativos que nos desvían de lo que realmente queremos. Osteen también dijo algo que, hoy, con toda potestad, puedo decir que es totalmente cierto: Dios nos creó perfectos a cada uno de nosotros, con nuestros talentos, para ser libres, victoriosos y exitosos, y pondrá en tu camino a las personas y situaciones que te ayudarán a realizar tu máximo potencial, a cumplir todos tus sueños y a ponerte en el lugar donde podrás ser de más ayuda para el mundo.

Por esa razón, mi frase favorita y mantra de vida es "Confía en ti y en tus capacidades, que con Dios todo es posible". He llegado a lugares que jamás imaginé, pero no sin haber recibido varios "no" en el camino. He escuchado que "Una mujer chef no tiene futuro", "La cocina no es una carrera", "No eres lo suficientemente buena ni especial"… pero he decidido seguir creyendo, en mí y en Dios.

No creo que existan las casualidades, sino las Diosidencias. He llegado a ti por una razón muy clara. Mi intención es mostrarte que se puede comer rico y de manera sana sin morir de aburrimiento en el intento. Bienvenidos a mi humilde espacio, donde compartiré recetas, reflexiones y toda la información que necesitas saber para que tú y tu familia puedan llevar una vida feliz y saludable.

¿Por qué recetas latinas *ligeras*?

La cocina latinoamericana es atrevida, fresca, única y multifacética. En sus platos reinan los sabores exóticos, pero también se conserva la tradición en su preparación. Como es de esperar, a través de los siglos cada pueblo latinoamericano le ha dado su toque particular a cada plato, adoptándolo y convirtiéndolo en suyo. Lo cierto es que cada región le pone su toque especial, creando así una gastronomía variada, colorida y familiar.

Una de las razones por las que a la mayoría de las personas les cuesta llevar un estilo de vida saludable es que piensan que deben dejar de comer lo que les gusta. Si aprendemos a transformar nuestros platos favoritos, podremos lograr el cambio de manera fácil y sostenible, sin dejar de disfrutarlos. Esos platos nos guiaron, a mí y a mi familia, hacia un mejor estilo de vida. Transformando las comidas típicas que tanto amábamos, y aprendiendo a disfrutarlas en su versión más nutritiva, logramos que nuestra transición fuese mucho más llevadera y reconfortante para nuestro paladar. Inspirada en nuestras raíces y en todas las preparaciones que alegraron nuestro camino hacia una alimentación saludable, te invito a disfrutar de estas deliciosas recetas latinas ligeras, cada una diseñada siguiendo mi lema de "Doble R", Rápida y Rica, ¡para que puedas recrearlas en tu cocina con éxito y sin estrés!

Te darás cuenta de que, quizás, algunas de estas recetas no son típicas de los países latinoamericanos, pero en su preparación utilizo ingredientes cuyo origen sí es de nuestras tierras, como la quinua, los frijoles y el plátano. Los latinos somos una amalgama de muchas culturas. Tenemos influencia francesa, española, italiana y árabe, entre otras.

He dividido las recetas de este libro a partir de las tres comidas principales del día, comenzando por el desayuno. En esta sección encontrarás ideas para panes, arepas y bollos saludables. Le sigue la sección dedicada al almuerzo, donde las estrellas son los arroces, las sopas, los pasteles y alguna que otra sorpresa más. Al almuerzo le sigue la cena, donde el enfoque está en opciones ligeras y bajas en carbohidratos, como ceviches y ensaladas. Luego entramos en mi parte favorita: las meriendas dulces, donde te ofrezco ideas para transformar nuestros postres tradicionales en opciones más nutritivas.

La sección de recetas concluye con salsas y aderezos para acompañar tus platos (¡sin añadir calorías innecesarias!), y algunas de nuestras bebidas favoritas. Finalmente, en la última parte del libro les cuento un poco más cómo logré sanar mis problemas de salud, al igual que los de mi esposo y mi hijo, y les dejo mis mejores consejos en cuanto a cómo llevar una vida saludable a sus hogares.

Considero algo especial el haber tenido la oportunidad de compartir mi historia, mis experiencias y mi aprendizaje en este camino de transformación. Estoy segura de que este libro será una herramienta valiosa que te ayudará a conquistar el paladar de tu familia y a cambiar tu vida y la de tus familiares para siempre. Solo entonces sentiré que mi propósito y misión en la vida se han cumplido.

Recetas latinas ligeras

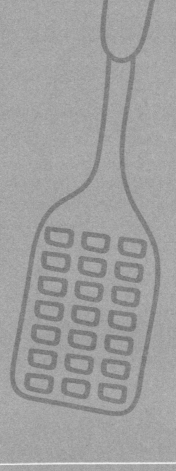

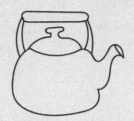

Desayunos

Un despertar saludable con arepas, bollos y panes

ATOL DE QUINUA CON FRUTOS DEL BOSQUE

En el Salvador y otros países de América Latina, existe la costumbre de consumir atoles preparados con algún cereal. Si aprendes a preparar la base del atol, puedes jugar a sustituir todo lo demás, y acompañarlos con lo que desees, para darles un sabor especial. En este atol, la estrella es la quinua, un súper alimento originario de Perú. La quinua es el grano predilecto de quienes desean vivir de manera saludable, por las cuantiosas propiedades nutricionales que posee. Esta semilla puede ser de color rojo, amarillo o verde (se trata de colores naturales, no artificiales), y es una excelente fuente de proteína ya que contiene todos los aminoácidos esenciales para nuestro cuerpo.

1½ taza de leche de almendras o merey (marañón, cajú)
½ taza de quinua, cocida sin sal
¼ taza de frutos del bosque
1 cucharada de extracto de vainilla
1 cucharadita de semillas de chía
Edulcorante (Stevia o el que prefieras), a gusto
Canela, a gusto
Frutos secos, para decorar

En una cacerola a fuego medio bajo, coloca la quinua cocida y la leche de almendras. Cocina por unos minutos, revolviendo constantemente. Añade el extracto de vainilla, el edulcorante, la canela y los frutos del bosque. Mezcla bien.

Sirve acompañado de frutos secos y chía.

RINDE PARA 1 PERSONA.

AREPAS DE ZANAHORIA

La receta de arepas de colores fue una de las recetas que me ayudaron a mejorar la alimentación de mi hijo para que superara el retraso en el crecimiento que padecía. Las arepas forman parte de las comidas típicas de mi país, Venezuela, y del país vecino, Colombia. Esta comida forma parte de nuestro menú semanal, y para hacerlas nutritivas le añadimos a la masa todo tipo de vegetales y semillas.

En las páginas siguientes ofrezco varias recetas de arepas, preparadas con distintos vegetales. Con estas mismas masas también puedes hacer las empanadas de maíz tradicionales en Venezuela y Colombia.

1 taza de harina de maíz precocido

1 taza de zanahoria, en trozos

1 taza de agua

1 cucharadita de semillas de cáñamo (*hemp*)

1 cucharadita de linaza molida (*flax seed*)

1 pizca de sal rosada

Agua

Licúa la zanahoria con un poco de agua para obtener un concentrado líquido.

Mezcla a mano el concentrado de zanahoria con el resto de los ingredientes. Agrega otro poquito de agua, para que quede bien suave.

Divide la masa en cuatro bolitas y dales forma de arepa. Cocina en una plancha, sartén o grill, dejando dorar de ambos lados. (Te dejo un truco "de abuelas": Si, al darles una palmada en el centro, escuchas un sonido hueco, es porque se han inflado, lo que significa que están listas). También puedes cocinarlas en el horno o *AirFryer*.

RINDE PARA 4 PERSONAS.

AREPAS DE ESPINACA

1 taza de agua

1 taza de harina de maíz precocido

1 puñado de espinaca

1 cucharadita de semillas de cáñamo
 (*hemp*)

1 cucharadita de linaza molida
 (*flax seed*)

1 pizca de sal

Más agua, si es necesario

Licúa la espinaca con un poco de agua para obtener un concentrado líquido.

Mezcla a mano el concentrado de espinaca con el resto de los ingredientes. Agrega otro poquito de agua, para que quede bien suave.

Divide la masa en cuatro bolitas y dales forma de arepa. Cocina en una plancha, sartén o grill, dejando dorar de ambos lados. (Te dejo un truco "de abuelas": Si, al darles una palmada en el centro, escuchas un sonido hueco, es porque se han inflado, lo que significa que están listas). También puedes cocinarlas en el horno o *AirFryer*.

RINDE PARA 4 PERSONAS.

AREPAS DE CALABACÍN

1 calabacín crudo, rallado

½ taza de agua

½ taza de harina de maíz precocido

1 cucharadita de semillas de cáñamo
 (*hemp*)

1 cucharadita de linaza molida
 (*flax seed*)

1 pizca de sal

Mezcla bien todos los ingredientes, hasta formar una masa compacta que no se pegue a tus manos. Si es necesario, agrega un poco más de harina.

Divide la masa en cuatro bolitas y dales forma de arepa. Cocina en una plancha, sartén o grill, dejando dorar de ambos lados. (Te dejo un truco "de abuelas": Si, al darles una palmada en el centro, escuchas un sonido hueco, es porque se han inflado, lo que significa que están listas). También puedes cocinarlas en el horno o *AirFryer*.

RINDE PARA 4 PERSONAS.

AREPAS DE CALABAZA

1 taza de calabaza (auyama,
  ahuyama), horneada y hecha puré

1 taza de harina de maíz precocido

¼ taza de agua

1 cucharadita de semillas de cáñamo
  (*hemp*)

1 cucharadita de linaza molida
  (*flax seed*)

1 pizca de sal

Mezcla bien todos los ingredientes, hasta formar una masa.

Divide la masa en cuatro bolitas y dales forma de arepa. Cocina en una plancha, sartén o grill, dejando dorar de ambos lados. (Te dejo un truco "de abuelas": Si, al darles una palmada en el centro, escuchas un sonido hueco, es porque se han inflado, lo que significa que están listas). También puedes cocinarlas en el horno o *AirFryer*.

RINDE PARA 4 PERSONAS.

YOYOS MARACUCHOS

Esta receta causó gran sensación, tanto en casa como en las redes sociales. Cuando me hice novia de quien ahora es mi esposo, le cocinaba de todo para sorprenderlo. Un día me dijo que le gustaban los yoyos, un plato típico de mi ciudad, Maracaibo, que se parece mucho al que los colombianos llaman "aborrajado". La primera vez que intenté prepararárselo, siguiendo la receta original, ¡me quemé un poco la cara con el aceite con que lo estaba friendo! En esa oportunidad no quedaron perfectos, pero hice el intento. Más adelante, ya con mi nuevo estilo de alimentación, creé una versión saludable. Quedaron increíblemente deliciosos y, como no son fritos, no hay peligro de quemaduras con aceite...

2 huevos

1 plátano amarillo, cortado en
    rebanadas diagonales

½ taza de harina de almendras

¼ taza de agua

1 cucharada de mostaza

1 pizca de sal marina

Harina de almendras, para rebozar

Queso, bajo en sal

Jamón de pavo, bajo en sodio,
    o pechuga de pavo horneada,
    finamente rebanados

Para armar los yoyos, coloca el queso, que debe ser bajo en sal, dentro de una rebanada de jamón de pavo, bajo en sodio, y luego colócalos entre dos rebanadas de plátano, como si fuera una especie de sándwich.

En un bol, mezcla bien los huevos, la mostaza, la harina de almendras, una pizca de sal marina y el agua.

Con la ayuda de un palito de madera, reboza los yoyos, pasándolos primero por la harina, luego por la mezcla líquida, y de nuevo por la harina.

Cocínalos en el *AirFryer* a 390°F (199°C) por un máximo 10 minutos, o hasta que estén dorados. ¡Listo! Puedes servirlos a tu gusto.

Para cocinarlos en el horno, colócalos en una rejilla con un poco de aceite de coco u oliva, y hornea a 400°F (204°C) por 10 minutos. Dales vuelta y hornéalos por 5 minutos más, o hasta que estén dorados.

RINDE PARA 2 PERSONAS.

PAN DE LIMÓN CON SEMILLAS DE AMAPOLA

Esta es una versión ligeramente dulce de mi famoso pan paleo, que también puedes comer en la cena o a cualquier hora. Es especialmente bueno para llevar en las loncheras. Como alternativa, puedes sustituir el jugo de limón por jugo de naranja y también queda muy rico.

4 huevos grandes, batidos ligeramente

1 manzana, cocida en el microondas por 3 minutos

½ taza de harina de coco

½ taza de jugo de limón, o a gusto

¼ taza de sirope de arce (*maple*) sin azúcar, o miel

¼ taza de mantequilla de maní (se puede sustituir por mantequilla de almendra, de merey o marañón, o aceite de coco)

2 cucharadas de semillas de amapola (*poppy seeds*)

1 cucharada de ralladura de limón

½ cucharadita de bicarbonato de sodio

Extracto de vainilla

PARA EL GLASEADO DE MANTEQUILLA DE COCO*:

4 huevos grandes, batidos ligeramente

½ taza de jugo de limón, o a gusto

4-6 cucharadas de mantequilla de coco, derretida

2 cucharadas de edulcorante granulado (Stevia o el que prefieras)

2 cucharadas de semillas de amapola (*poppy seeds*)

1 cucharada de ralladura de limón

Leche vegetal, para diluir

Extracto de vainilla, a gusto

Mezclar bien y cocinar a baño maría por, al menos, 10 minutos.

Mezcla bien los ingredientes húmedos y luego añade los secos, poco a poco, hasta incorporar.

Coloca la mezcla en un molde previamente engrasado con aceite de oliva en aerosol. Cocina a 350°F (177°C) por 45 minutos, o hasta que, al pinchar con un palito de madera, este salga limpio. Deja enfriar, desmolda y cubre con el glaseado.

RINDE PARA ENTRE 6 Y 8 PERSONAS.

GRANOLA A LA SARTÉN

Los cereales y las granolas comerciales contienen mucha azúcar refinada, por lo que debemos evitarlos. Pero a mí me encanta el toque crujiente que les dan a las comidas, bien sea a unas panquecas, a una taza de yogur o a un pocillo de leche de almendras, así que me puse manos a la obra para crear mi propia granola saludable y sencilla. Si mi esposo es el monstruo come-galletas, mi suegra es la come-granolas, y fue ella quien certificó que esta queda deliciosa. ¡Me la pide todas las semanas! Normalmente, preparo esta receta al horno y en cantidades más grandes, pero cuando tenemos poco tiempo esta solución resulta muy práctica.

½ taza de avena, en hojuelas

¼ taza de almendras

¼ taza de maní

¼ taza de nueces o avellanas

¼ taza de uvas pasas

2 cucharadas de coco rallado

2 cucharadas de miel de abejas o sirope de arce (*maple*) sin azúcar

1 cucharada de extracto de vainilla

Canela en polvo, a gusto

Engrasa la sartén con una servilleta humedecida con aceite de coco u oliva. Tuesta las hojuelas de avena a fuego medio, moviendo constantemente hasta que estén doradas. Reserva.

Repite el procedimiento con cada fruto seco por separado, ya que cada uno se tuesta o dora en tiempos diferentes. Reserva.

En la misma sartén, coloca la miel de abejas y el extracto de vainilla (también puedes hacer un almíbar con 2 cucharadas de edulcorante Stevia, que no contiene calorías, 1 cucharada de agua y 1 de vainilla). Deja que se caramelice un poco.

Añade la avena, los frutos secos y las uvas pasas. Mezcla bien.

Por último, añade el coco rallado y la canela.

RINDE PARA 2 PERSONAS.

BOLÓN DE PLÁTANO VERDE

Por naturaleza, soy amante del plátano y por eso es el alimento con el que más he experimentado. Un día preparé esta delicia en casa, para sorprender a mi familia. Luego descubrí que era un plato típico de Ecuador, que yo había preparado de una forma más saludable. El resultado fue increíble. Les encantó a mi esposo y a mi hijo, y se convirtió en una de nuestras comidas favoritas durante los días de semana.

Con esta misma masa puedes hacer arepas y tortillas mexicanas. Solo tienes que darles la forma y cocinarlas sobre una plancha o sartén caliente.

1 taza de puré de plátano verde

1 cucharada de linaza molida (*flax seed*) o afrecho (salvado)

1 cucharada de maní, triturado

1 cucharadita de aceite de coco

Antipasto de atún, para rellenar (ver la receta siguiente en la página 50)

Cocina el plátano en agua hirviendo hasta que esté blando. Tritúralo cuando aún esté caliente, y luego mézclalo bien con la linaza, el maní y el aceite de coco. Es importante que el plátano esté bien hidratado con el aceite y un poquito del agua con la que se cocinó.

Forma una bola con la masa y, con el dedo, abre un agujero y rellena con el antipasto en el centro. Cierra bien la bola.

Cocina la bola de plátano en el horno, sobre una bandeja cubierta con papel parafinado, a 390°F (199°C) o en el *AirFryer* hasta que se dore.

RINDE PARA 1 PERSONA.

ANTIPASTO DE ATÚN

Puedes utilizar este delicioso antipasto como relleno de empanadas, bollos u otros platos. También es delicioso como *dip*. Es de esos aperitivos que se sirven en cualquier reunión social en mi ciudad natal.

1 lata grande de atún

4 cebollitas a la vinagreta, cortadas en cuadritos pequeños

3 alcaparrones, picados finamente

3 aceitunas pequeñas, picadas finamente

¼ taza de cebolla blanca, cortada en cuadritos

¼ taza de pimiento (pimentón), cortado en cuadritos

¼ taza de coliflor, cocida al vapor (al dente)

¼ taza de zanahoria, cocida al vapor (al dente)

¼ taza de pepinillo, cortado en cuadritos

¼ taza de vainitas, cocidas al vapor

¼ taza de cebollín (cebolleta, cebollino), picado finamente

2 cucharadas de pasta de tomate natural

1 cucharadita de mostaza

1 pizca de pimienta

1 pizca de salsa de soya ligera

1 pizca de edulcorante (Stevia o el que prefieras)

Vinagre blanco, a gusto

En una sartén, saltea la cebolla, el pimentón y el cebollín. Luego agrega los vegetales cocidos al vapor y un poco de vinagre blanco, el edulcorante, la pasta de tomate, la mostaza y la pimienta. Por último, agrega el resto de los ingredientes y mezcla bien.

Cocina por unos minutos. Luego deja enfriar y refrigera. Sirve frío.

RINDE PARA 2 PERSONAS.

PATACÓN AMARILLO

Hace nueve años, cuando tomamos el camino de la alimentación saludable, los poquitos seguidores que tenía no podían creer que se pudiera hacer este plato tan delicioso sin freír los ingredientes. Esta sí que fue una de las primeras comidas saludables con las que sorprendí a mi esposo. Se parece mucho a los tostones, que se hacen de la misma forma, pero el plátano verde de esta receta se coce en el horno y luego se aplana para volver a hornear.

1 plátano amarillo (preferiblemente
  pintón, no demasiado maduro)

Retira la piel del plátano y córtalo en dos. Cocínalo en el horno a 390°F (199°C) por unos 15 a 20 minutos, o hasta que esté dorado. Puedes usar el *AirFryer*.

Luego coloca el plátano entre dos láminas de película transparente y aplana cada mitad con una tabla de picar.

Coloca cada mitad de plátano aplastado sobre una bandeja cubierta con papel parafinado, métela al horno o al *AirFryer* y dora por unos 12 minutos a 400°F (204°C).

Para acompañar, puedes utilizar la proteína de tu preferencia junto con vegetales.

RINDE PARA 1 PERSONA.

MANDOCAS

Este es un plato típico de mi ciudad natal en Venezuela. Crecí comiendo mandocas, aunque en su versión original: fritas. Como a mi esposo le encantaban, para cautivar su paladar y el de mi hijo, hice una versión más saludable y quedaron igual de sabrosas. La primera vez que compartí esta receta en las redes sociales, mis seguidores no supieron de qué se trataba, pues el plato no es muy conocido ni siquiera en Venezuela. Ahora, sin embargo, ya muchos saben de qué se trata.

2 plátanos amarillos (maduros)

1 taza de harina de maíz

½ taza de agua

½ taza de queso pasteurizado, bajo en sal y rayado

2 cucharadas de azúcar de coco

2 cucharadas de linaza molida (*flax seed*)

Corta el plátano por la mitad, retira las puntas y cocínalo, con piel, en el microondas por 3 minutos. También puedes cocinarlo al vapor. Luego, tritúralo hasta convertirlo en puré.

En un bol, mezcla el agua y el azúcar de coco, hasta diluir el azúcar. Agrega la harina de maíz y mezcla bien. Luego agrega el puré de plátano y la linaza. Mezcla bien hasta formar una masa. Por último, agrega el queso rallado y amasa un poco más.

Separa la masa en bolitas pequeñas y enrolla cada bolita para formar tiras.

Ahora debes darle forma a las mandocas. Tradicionalmente, se doblan, colocando un extremo de la tirita sobre el otro extremo, formando una figura parecida al *pretzel*.

Coloca las mandocas en una bandeja cubierta con papel parafinado y hornea a 390°F (199°C) hasta que estén doradas. También puedes cocinarlas en el *AirFryer*.

RINDE PARA 4 PERSONAS.

TEQUEÑOS DE PLÁTANO

En mis esfuerzos por embullar a mi esposo a desayunar todos los días, empecé a crear todo tipo de recetas con plátano, ya que sabía que era uno de sus alimentos favoritos. Los tequeños son un plato muy popular en nuestro país, tanto, que se dice que "fiesta sin tequeño no es fiesta". Así que me propuse crear unos tequeños saludables, sin harinas refinadas y sin que hubiera que freírlos. Quedaron tan buenos que mi esposo se los comió todos y no dejó para nadie... ¡Tuve que hacer más para mi hijo y para mí! Cuando compartí esta receta en las redes sociales, causó sensación y aún hoy es la que más me piden en los talleres de cocina saludable. Los tequeños son un éxito total.

1¼ taza de harina de avena (para hacerla, pulveriza las hojuelas de avena en la licuadora)

1 taza de puré de plátano amarillo

2 cucharadas de linaza molida (*flax seed*)

1 huevo

1 cucharada de aceite de coco

1 cucharadita de semillas de chía y de cáñamo (*hemp*)

1 pizca de sal marina

1 pizca de edulcorante (azúcar de coco, fruta de monje o *monk fruit*, Stevia)

Queso pasteurizado, bajo en sal

En un recipiente tapado, para conservar el vapor, cocina el plátano con un poquito de agua, hasta que ablande. Aún caliente, tritúralo bien con un tenedor —si lo dejas enfriar, te costará más trabajo, pues se endurecerá—. Deja enfriar y reserva.

Mezcla los ingredientes secos y añade al puré de plátano. Integra todo hasta obtener una masa uniforme.

Con la ayuda de un rodillo, extiende la masa sobre una lámina de película transparente o sobre una superficie limpia previamente engrasada con aceite de coco, hasta obtener una lámina delgada, pero manejable. Corta tiras de 2 centímetros y enróllalas alrededor de bastones de queso de unas 2½ pulgadas de largo y ¾ pulgadas de ancho.

continúa en la próxima página

Cocina sobre una bandeja cubierta con papel de aluminio, previamente engrasada. Si deseas, puedes barnizar los tequeños con un huevo batido mezclado con un chorrito de agua.

Hornea a 400°F (204°C) durante unos 10 minutos por cada lado, o hasta que estén bien dorados.

RINDE PARA 4 PERSONAS.

TORTILLA DE PLÁTANO

¿Cómo sería una tortilla española "a lo latino"? Es decir, ¿una tortilla de plátano? Este es un desayuno de película, que toma la mitad del tiempo de preparación de la tortilla española y sabe el doble de rico, con un toque latino.

1 plátano

4 claras de huevo, batidas

1 yema de huevo, batida

1 pizca de pimentón (*paprika*)

1 pizca de chile en polvo (*red pepper, chili powder*)

1 pizca de sal marina

Aceite de oliva, para engrasar

Retira las puntas del plátano y cocínalo, con piel, en el microondas por 3 minutos.

Luego córtalo en rebanadas y colócalo en una sartén caliente, previamente engrasada con un poco de aceite de oliva. Después de distribuir las rebanaditas de plátano en la sartén, vierte sobre ellas los huevos batidos y sazona con una pizca de sal marina y de chile en polvo.

Puedes servir con pico de gallo (ver páginas 150 y 173).

RINDE PARA 1 PERSONA.

CARIMAÑOLAS DE PLÁTANO

Cuando viajamos, a mi familia y a mí nos encanta probar la gastronomía típica del lugar que visitamos, sobre todo para luego crear nuestra propia versión más saludable en casa. En nuestro primer viaje a Colombia, probamos un poquito de todo, incluidas las carimañolas. Esta delicia (frita) se prepara originalmente con yuca, y es muy parecida a un plato típico de mi ciudad llamado "papitas rellenas". Para una versión más saludable, basta con que no las friamos, puesto que la yuca en sí es muy nutritiva. Inspirada en el delicioso plato típico de la costa colombiana, me inventé unas carimañolas, no de yuca, sino de plátano dulce.

500 gramos de carne magra molida, cocida
1 plátano pintón o maduro

1 huevo, batido
Harina de almendras, para empanar

Retira las puntas del plátano y cocínalo, con piel, por 3 minutos. Tritúralo hasta conseguir consistencia de puré. Deja enfriar.

En un bol, coloca la harina de almendras, y en otro, el huevo batido.

Mójate la punta de los dedos en huevo batido y moldea unas bolitas de plátano. Hazle a cada bolita un huequito en el centro, para rellenar con carne molida.

Luego cierra las bolitas y dales forma de cilindro. Empana cada bolita, pasándolas primero por el huevo batido y luego por la harina de almendras.

Pon las bolitas sobre una bandeja y hornea a 400°F (204°C) hasta que se doren, o en el *AirFryer* a 390°F (199°C) por 10 o 12 minutos.

RINDE PARA 2 PERSONAS.

PAN DE BONO

En nuestros viajes a Colombia, cuando hemos ido a dictar talleres de cocina saludable, hemos probado el famoso pan de bono y se ha convertido en uno de mis platos favoritos de esa gastronomía. A través de los talleres y las redes sociales, he cosechado una gran familia colombiana, e inspirada en ellos hice mi versión de pan de bono súper nutritivo para toda la familia. Esta receta también es una buena solución para incluir más vegetales en las comidas de nuestros hijos, y para empacar en su lonchera.

1¼ taza de queso costeño o queso feta

1 taza de queso fresco mexicano o queso pasteurizado, bajo en sodio y rallado

1 taza de espinaca, cortada en julianas

⅔ taza de harina de yuca (tapioca o cassava)

½ taza de zanahoria rallada

¼ taza de almidón de maíz (maicena) o harina de maíz precocida

2 huevos

2 cucharadas de edulcorante (recomiendo fruta de monje o monk fruit)

¼ cucharadita de polvo para hornear

1 pizca de sal marina

1 cucharada de cáñamo (hemp, opcional)

1 cucharadita de linaza molida (flax seed) (opcional)

Precalienta el horno a 400°F (204°C).

En un procesador, coloca la harina de yuca, el queso y el almidón de maíz, y procesa bien. Añade los huevos y mezcla, hasta obtener una masa suave moldeable.

Divide la mezcla en 12 porciones y forma bolitas con ellas. Colócalas en una bandeja forrada con papel parafinado y hornea durante unos 15 a 20 minutos, o hasta que estén doradas por encima.

RINDE PARA ENTRE 6 Y 8 PERSONAS.

EMPANADAS PROTEICAS

Cuando queremos perder grasa, lo más común es reducir la ingesta de carbohidratos. Como resultado, nos toca ser un poco más creativos. Durante un tiempo, tuve el índice de grasa corporal muy elevado y eso empeoró mi problema cardiaco. Me vi obligada a reducir el consumo de carbohidratos, y recetas como esta ayudaron a que el proceso fuera mucho más divertido.

PARA EL RELLENO:

2 tomates, cortados en cuadritos

1 calabacín, cortado en cuadritos

1 cebolla, cortada en cuadritos

1 pimiento (pimentón) rojo, cortado en cuadritos

1 pimiento (pimentón) verde, cortado en cuadritos

½ berenjena, cortada en cuadritos

1 cucharada de mostaza

1 diente de ajo, machacado

1 pizca de sal marina

Aceitunas negras, a gusto

Alcaparras, a gusto

Hierbas italianas, a gusto

Aceite de oliva

PARA LA MASA:

1 taza de pavo, molido y amasado

1 clara de huevo

1 cucharada de harina de coco

1 cucharadita de especias árabes

1 cucharadita de aceite de oliva

1 pizca de ajo en polvo

1 pizca de sal marina

En una sartén engrasada con una cucharadita de aceite de oliva, cocina el ajo y los vegetales. Agrega las especias, las aceitunas y las alcaparras, y cocina hasta que estén al dente. Sazona con sal marina y mostaza. Reserva.

Para hacer la empanada, mezcla bien todos los ingredientes de la masa en un bol. Luego, sobre una lámina de película transparente, extiéndela con un rodillo. Coloca el relleno en el centro, dobla con cuidado y sella los bordes pellizcándolos con tus dedos.

Coloca las empanadas sobre una bandeja previamente engrasada con aceite en aerosol, y hornea a 400°F (204°C) hasta que estén doradas.

RINDE PARA 1 PERSONA.

PAN DE SEMILLAS

Sin dudas, el pan es algo que nos encanta a todos. ¿No te gustaría poder comerte un sándwich a media mañana, o unas tostadas al estilo cubano, sin remordimientos? Prueba esta receta.

1½ tazas de harina de almendras

¾ taza de leche de almendras

⅓ taza de almendras, fileteadas

⅓ de taza de aceite de oliva

¼ taza de arándanos rojos
  (*cranberries*), secos

3 huevos

6 cucharadas de semillas de girasol

6 cucharadas de semillas de calabaza
  (auyama, ahuyama)

4 cucharadas de semillas de chía

3 cucharadas de linaza (*flax seed*)

2 cucharadas de nueces, picadas

2 cucharadas de harina de coco

1 cucharada de miel

1 cucharada de vinagre de manzana

1 cucharadita de bicarbonato de sodio

½ cucharadita de sal

Precalienta el horno a 350°F (177°C).

En un bol, mezcla las semillas de calabaza, girasol, lino y chía. Reserva tres cucharadas de esta mezcla y muele el resto en un procesador de alimentos. Los trozos de semillas deben estar apenas triturados, no pulverizados.

En otro bol, mezcla la harina de almendras, la harina de coco y el bicarbonato de sodio. Añade la mezcla de semillas que preparaste en el procesador. Mezcla.

Añade los huevos, la leche de almendras, el aceite de oliva, la miel, el vinagre y la sal, y mezcla bien. Añade los arándanos rojos, las nueces y las almendras. Mezcla bien de nuevo.

Deja reposar la masa por aproximadamente 5 minutos, para que la harina de coco absorba la humedad. Mientras, forra un molde para pan con papel parafinado.

Vierte la mezcla en el molde y alísala con una espátula. Rocía encima la mezcla de semillas que reservaste.

continúa en la próxima página

Hornea durante 45 a 50 minutos, o hasta que el pan esté dorado y, al pincharlo en el centro con un palito de madera, este salga limpio.

Retira del horno y deja enfriar.

Conserva el pan envolviéndolo, una vez que esté frío, en papel de aluminio o en una lámina de película transparente, o guardándolo en una bolsa de plástico, y colocándolo en el refrigerador. No debe conservarse por más de 5 días.

Para una merienda deliciosa, puedes acompañarlo con aguacate triturado, rúcula, huevos duros y salmón ahumado.

RINDE PARA 4 PERSONAS.

CROQUETAS DE PLÁTANO

Las croquetas son uno de mis platos favoritos. Realmente se comen en toda América Latina, aunque los ingredientes varían según el país. En Miami descubrí que no pueden faltar en la dieta de los cubanos. Yo he realizado miles de versiones, utilizando vegetales en lugar de harinas refinadas. Esta es una de mis favoritas.

½ plátano maduro o pintón (entre amarillo y verde)

1 lata pequeña de atún

1 pizca de ajo en polvo

1 pizca de perejil

1 pizca de cebolla en polvo

Cebollín (cebolleta, cebollino), a gusto

PARA EL EMPANIZADO:

2 cucharadas de ajonjolí (semillas de sésamo)

2 cucharadas de coco rallado

2 cucharadas de linaza molida (*flax seed*)

Precalienta el horno a 400°F (204°C).

Hierve el plátano, con piel, y luego sácalo con una espumadera, pela y escurre. Deja enfriar.

Tritura o aplasta el plátano con un tenedor, hasta obtener una especie de puré. Desmenuza el atún y mézclalo con el puré de plátano, el cebollín, el ajo en polvo, el perejil y la cebolla en polvo.

En un bol, mezcla todos los ingredientes del empanizado. Dale forma de croqueta a la masa de plátano y empaniza.

Coloca las croquetas sobre una bandeja previamente engrasada, y hornea hasta que se doren bien por ambos lados.

Sirve sobre una cama de lechuga, rúcula y espinaca. Puedes acompañar las croquetas con un poco de mayocate (ver Salsas y aderezos).

RINDE PARA 1 PERSONA.

PAN DE AVENA

Esta receta surgió de la idea de hacer un pan saludable y fácil de preparar, con el sabor del popular pan de jamón venezolano. Es tan fácil de hacer que fue la que escogí para enseñar en la primera fiesta infantil donde impartí una clase de cocina a algunas de las niñas invitadas. Nunca olvidaré a una pequeña que me dijo: "¡Esto huele tan rico que me lo quiero comer crudo!".

4 huevos

4 rebanadas finas de pavo horneado

1⅓ tazas de harina de avena (para hacerla rápidamente, pulveriza con la licuadora la avena en hojuelas)

1 taza de queso rallado

¾ taza de aceite de coco, derretido

¼ taza de azúcar de coco

1 cucharadita de polvo de hornear

1 pizca de sal marina

Avena en hojuelas, para decorar

Engrasa un molde con aceite en aerosol.

Mezcla todos los ingredientes secos y luego añade los húmedos, integrándolos poco a poco.

Vierte la mitad de la mezcla en el molde. Coloca encima el queso y las rebanadas de pavo, distribuyendo uniformemente, y luego cubre con el resto de la mezcla. Espolvorea por encima un poco de avena en hojuelas.

Cocina en el horno a 350°F (177°C) por 30 minutos, o hasta que, al pinchar con un palito de madera, este salga limpio. Deja enfriar durante unos minutos.

RINDE PARA ENTRE 6 Y 8 PERSONAS.

MOFONGO

Tuvimos la fortuna de conocer Puerto Rico gracias a una alumna que había asistido a uno de mis talleres de cocina en Bogotá, Colombia, quien quedó tan encantada que se empeñó en llevar nuestra clase a la Isla del Encanto. Fue entonces que probé por primera vez el mofongo, e inmediatamente me puse a pensar en una versión más saludable. El resultado fue espléndido.

1 plátano verde (plátano macho)

1 diente de ajo, machacado

1 rebanada de tocineta, picada finamente (en su lugar, puedes utilizar 1 cucharadita de aceite de oliva)

Pela el plátano y córtalo en trozos. Cocínalos al vapor, hasta que estén blandos.

En una sartén, saltea el ajo y la tocineta.

En un mortero, tritura o maja el plátano junto a la tocineta y el ajo.

Coloca todo dentro de una taza, voltéala sobre tu plato de servir y desmolda.

Sirve con huevos o como acompañamiento de cualquier plato.

RINDE PARA 2 PERSONAS.

PAN DE BATATA

La batata (camote o boniato) es originaria de América Central y América del Sur. Ofrece poderosos beneficios para la salud y hoy en día su popularidad se ha expandido por todo el mundo. Sin embargo, como mi hijo no es muy amante de la batata, se me ocurrió realizar esta receta para ofrecérsela de otra manera.

4 huevos

10 onzas de batata (camote, boniato), pelada

½ taza de harina de coco

¼ taza de aceite de coco

¼ taza de miel

¼ taza de leche de coco

4 onzas de nueces

1 cucharada de jugo de naranja

1 cucharada de aceite de oliva

1½ cucharadita de ralladura de naranja

1 cucharadita de polvo para hornear

1 cucharadita de extracto de vainilla

1 cucharadita de canela

½ cucharadita de jengibre, molido

Precalienta el horno a 350°F (177°C).

Corta la batata en cubos de 1 pulgada y colócalos en un bol. Añade el jugo de naranja, 1 cucharadita de ralladura de naranja, ½ cucharadita de canela y el aceite de oliva. Mezcla para combinar y luego transfiere a una fuente para horno.

Hornea durante 30 minutos. Retira del horno y deja enfriar.

Muele la mitad de las nueces en un procesador de alimentos. Agrega los cubos de batata y procesa, hasta que quede suave. Añade la harina de coco, la ralladura de naranja restante, el resto de la canela, el jengibre y el polvo de hornear. Pulsa varias veces hasta combinar.

Añade los huevos, el extracto de vainilla, el aceite de coco, la miel y la leche. Procesa hasta combinar.

Forra con papel parafinado un molde para pan de 8 × 4 pulgadas aproximadamente. Vierte la mezcla en el molde. Trocea las nueces restantes y espolvoréalas sobre la mezcla.

Hornea durante 50 a 60 minutos, o hasta que, al insertar un palillo en el centro, este salga limpio. Deja enfriar en el molde durante 15 minutos y luego transfiere a una rejilla para que se termine de enfriar antes de servir.

RINDE PARA ENTRE 6 Y 8 PERSONAS.

CESTAS DE PLÁTANO VERDE

Las cestas de plátano verde son un plato típico de Venezuela, El Salvador y Colombia. Generalmente se hacen con tostones, que se pasan por un exprimidor de limones para darles forma de cesta, antes de freírlos. En esta oportunidad quise hacerlas diferente.

El plátano es una excelente fuente de energía, solo recuerda consumir una porción adecuada. Si lo comes en la mañana, será mucho mejor, pues te dará la energía que necesitas para el resto del día.

PARA LAS CESTAS:

1 plátano verde o pintón, rallado

1 huevo

1 cucharadita de linaza molida
   (*flax seed*)

¼ taza de cebolla blanca, rallada

¼ taza de cebollín (cebolleta,
   cebollino)

1 pizca de sal marina

Ajo en polvo

PARA EL RELLENO:

4 huevos, uno para cada cesta

Tocineta, a gusto

Perejil, a gusto

En un bol, mezcla todos los ingredientes para preparar las cestas. Engrasa un molde de *cupcakes* y rellena cada agujero con la masa, presionando hacia abajo y hacia los bordes para formar una pequeña cestita.

Hornea por unos 15 minutos. Saca las cestas del horno, rompe un huevo dentro de cada una y espolvorea con tocineta picada finamente y perejil, a gusto.

Lleva el molde de *cupcakes* de regreso al horno y hornea por entre 10 y 15 minutos más, o hasta que el huevo esté cocido.

RINDE PARA 2 PERSONAS.

PAN PALEO

Este tipo de pan es muy fácil de hacer y lo podemos comer a cualquier hora del día. No tenemos que esperar a que la masa crezca o se active la levadura, y tampoco hay que amasar demasiado. Inspirada en el popular *corn bread* que se come en Estados Unidos durante la cena del Día de Acción de Gracias, hice mi propia versión saludable. Este plato puede ser una excelente alternativa para aquellos que son alérgicos al maíz o llevan un régimen paleo o keto.

4 huevos

1 taza de agua

½ taza de harina de coco

¼ taza + 1 cucharadita de aceite de coco, derretido

2 cucharadas de vinagre de manzana

½ cucharadita de ajo en polvo

½ cucharadita de bicarbonato de sodio

¼ cucharadita de sal rosada

En un bol, bate los huevos y mezcla con el vinagre de sidra de manzana, el agua y ¼ de taza de aceite de coco derretido (pero no caliente, para que no cueza los huevos). Revuelve durante 30 segundos.

A continuación, añade la harina de coco, el ajo, la sal y el bicarbonato de sodio, y mezcla durante un minuto.

Engrasa un molde para horno con la cucharadita de aceite de coco restante. Vierte en él la mezcla y hornea a 350°F (177°C) entre 40 y 45 minutos, o hasta que, al insertar un palillo de madera, este salga limpio.

RINDE PARA ENTRE 6 Y 8 PERSONAS.

SERPENTINA PALEO

Un plato típico que no falta en las fiestas en Venezuela es la serpentina. Es una merienda hecha con pan blanco para sándwich y salsa rosada, por lo que tiene poco valor nutritivo. Una Navidad se me ocurrió hacer una versión más nutritiva de este plato para compartir en familia. En los talleres de cocina, todas quedaron impresionadas con la perfecta textura del pan sin gluten y la salsa de yogur que lo humedecía. Les aseguro que con esta receta conquistarán muchos paladares.

1 taza de harina de almendras

8 claras de huevo

2 yemas de huevo

150 gramos de pechuga de pavo, horneado y finamente rebanado

100 gramos de queso vegano

2 cucharaditas de polvo para hornear

2 cucharaditas de linaza molida (*flax seed*) o afrecho (salvado)

1 pizca de tomillo

1 pizca de sal marina

Aceitunas, alcaparras y uvas pasas, a gusto

PARA LA MAYONESA DE YOGUR GRIEGO:

4 cucharadas de yogur griego

1 cucharadita de mostaza

1 cucharadita de aceite de oliva

1 pizca de sal marina

Mezcla todos los ingredientes de la mayonesa de yogur griego y reserva.

Bate las claras de huevo a punto de nieve. Añade la harina de almendras, las dos yemas, el polvo para hornear, la linaza, el tomillo y la sal, y mezcla a mano, con movimientos envolventes.

Vierte la mezcla sobre un molde ancho rectangular de silicona, previamente engrasado con un poco de aceite en aerosol, o un molde tradicional, cubierto con papel parafinado. Cocina en el horno a 350°F (177°C) por 15 minutos, o hasta que, al introducir un palito de madera, este salga limpio.

Coloca el pan sobre un paño húmedo, úntale la mayonesa de yogur (o de requesón, si prefieres). Coloca una capa de pavo, queso, aceitunas, alcaparras y uvas pasas. Enrolla el pan y su contenido para formar un tronco. Envuélvelo en papel aluminio y coloca en el refrigerador por unos minutos.

Corta en rebanadas y sirve frío.

RINDE PARA ENTRE 8 Y 10 PERSONAS.

PAN DE GARBANZO

Este fue uno de los primeros panes saludables que inventé. Yo misma hice la harina de garbanzo, moliendo los garbanzos crudos en la licuadora. ¡Hacían un ruido terrible y mi esposo pensó que la rompería! Por entonces no tenía mayor conocimiento del comportamiento de los ingredientes, pero el resultado me cautivó de inmediato. Luego enseñé la receta en un curso en Miami y todos quedaron enamorados.

1 taza de harina de garbanzo

1 taza de harina de almendras

¼ taza de mantequilla de maní o aceite de coco

2 huevos

1 cucharada de polvo para hornear

1 cucharada de linaza molida (*flax seed*)

1 cucharadita de canela en polvo

1 sobre de edulcorante (Stevia o el que prefieras)

Un poco de agua, si es necesario

En un bol, bate los huevos y mézclalos con el aceite de coco o mantequilla de maní. En otro bol, mezcla los ingredientes secos e incorpóralos a la mezcla de huevo. Agrega un poco de agua si está demasiado espesa.

Vierte sobre un molde para pan, o en dos moldes de aproximadamente 15 centímetros de largo, engrasado con aceite en aerosol.

Hornea a 350°F (177°C) por 20 minutos, o hasta que, al pinchar con un palito de madera, este salga limpio.

RINDE PARA 2 PERSONAS.

PAN DE ARÁNDANOS Y BANANA

"¡Un pancito dulce por favor!". Así me lo pedían mi Don Ligero y mi Don Ligerito, a quienes les fascinan los arándanos. Así que puse manos a la obra.

Este pan no contiene gluten y combina dos frutas fenomenales que le dan un sabor sustancial. Es ideal para disfrutar en la mañana, junto a un café, o como aperitivo, en las tardes. Tampoco contiene lácteos, azúcar o harina refinada, y es paleo.

PARA EL PAN:

2 bananas maduras, trituradas con el tenedor

1 taza de harina de almendras

1 taza de arándanos frescos (*blueberries*)

¼ taza de harina de coco

¼ taza de sirope de arce (*maple*) sin azúcar (o miel)

3 huevos

2 cucharadas de aceite de oliva

2 cucharadas de esencia de ron

1 cucharadita de bicarbonato de sodio

½ cucharadita de sal

PARA LA COBERTURA:

1 cucharada de azúcar de coco

2 cucharaditas de canela

Precalienta el horno a 350°F (177°C).

En un tazón grande, combina todos los ingredientes secos. En un recipiente aparte, mezcla todos los ingredientes húmedos.

Agrega poco a poco los ingredientes húmedos a los ingredientes secos. Mezcla con una batidora de mano, hasta que todo se haya unido.

Agrega los arándanos y mezcla con una espátula de silicona. Ten cuidado de no mezclar demasiado para que no se rompan los arándanos.

Forra con papel parafinado un molde para pan. Vierte en él la mezcla y distribúyela de manera uniforme.

continúa en la próxima página

Mezcla el azúcar de coco con la canela, y espolvorea encima de la mezcla. Puedes omitir este paso, pero le da un toque especial a la corteza.

Hornea durante 40 minutos, o hasta que esté dorado y, al pinchar con un palito de madera, este salga limpio.

Desmonta y deja enfriar completamente. Rebana y disfruta.

RINDE PARA 12 PERSONAS.

PANCITOS DE PLÁTANO

Quienes me conocen, saben que adoro el plátano. Hice esta receta inspirada en el delicioso pan de bono colombiano que le encanta a mi hijo, y la enseñé en mi primera clase magistral en Miami. Resultó ser la receta favorita de muchos.

¼ taza de puré de plátano maduro

¼ taza de queso vegano o bajo en sal, rallado

¼ cucharadita de bicarbonato de sodio

1 huevo

2 cucharadas de harina de almendras

1 cucharada de aceite de coco

1 cucharada de harina de coco

1 cucharadita de linaza molida (*flax seed*)

Mezcla todos los ingredientes en un bol.

Forma pequeñas bolitas con la masa y colócalas sobre una bandeja previamente engrasada con aceite en aerosol.

Hornea a 350°F (177°C) por al menos 15 minutos, o hasta que, al pinchar con un palito de madera, este salga limpio.

RINDE PARA 1 PERSONA.

PAN MARMOLEADO DE CALABAZA

En temporada de calabazas, las conseguimos en todos lados y son súper económicas, así que siempre me gusta inventar nuevos platos con este alimento tan nutritivo. Mi hijo no es muy amante de la calabaza, por eso me dedico a crear diferentes platos para ofrecérsela, y este le encantó.

3 huevos

½ libra (225 gramos) de calabaza (auyama, ahuyama), rebanada

1½ taza de harina de almendras

3 cucharadas de miel

2 cucharadas de aceite de coco

2 cucharadas de cacao

1 cucharada de canela en polvo

1 cucharada de ralladura de limón

1 cucharadita de polvo de hornear

Precalienta el horno a 350°F (177°C).

Coloca la calabaza en un plato apto para microondas, y cúbrela herméticamente con una lámina de película transparente. Cocínala en la máxima potencia del microondas durante 8 minutos.

Transfiere la calabaza cocida a una licuadora o un procesador de alimentos y conviértela en puré.

Añade los huevos, la miel, el aceite de coco, la ralladura de limón y la canela, y mezcla hasta obtener una consistencia suave. Añade la harina de almendras y la levadura en polvo, y mezcla bien.

Divide la mezcla en 2 tazones. Añade cacao en polvo en uno de ellos y mezcla.

Cubre con papel parafinado un molde para pan de 8,5 x 4,5 pulgadas. Vierte la mezcla, tomando cucharadas de cada tazón para obtener un efecto marmoleado.

Hornea durante 40 a 50 minutos a 350°F (177°C). Inserta un palillo de madera en el pan para comprobar que está listo. Deja enfriar en el molde antes de servir.

RINDE PARA ENTRE 6 Y 8 PERSONAS.

EMPANADAS DE YUCA

En la cultura latina, la empanada es un plato muy anhelado, pero por lo general es poco saludable. Un día nos había quedado yuca hervida del día anterior y se me ocurrió hacer estas empanadas. Cuando circulé la receta en las redes sociales, una de mis amigas virtuales me comentó que en Paraguay son muy conocidas las empanadas de yuca, pero allí también se fríen. Sin embargo, no hay por qué dejar de disfrutarlas, así que les comparto mi versión saludable. Puedes rellenarlas con queso, vegetables, frijoles o la proteína de tu preferencia.

2 tazas de puré de yuca hervida

¼ taza de harina de coco

1 cucharadita de linaza molida
 (*flax seed*) o afrecho (salvado)

1 cucharadita de semillas de chía

1 chorrito de aceite de oliva

1 pizca de sal rosada

Relleno de tu preferencia

Mezcla todos los ingredientes en un bol. Humedece tus manos con agua y amasa bien.

Luego engrásate las manos con aceite de oliva. Toma una porción de la masa y extiéndela con tus manos sobre una lámina de película transparente. Coloca encima el relleno de tu preferencia. Dobla la masa y pincha los bordes para sellar.

Coloca las empanadas sobre una bandeja cubierta con papel parafinado y hornea a 400°F (204°C) hasta que estén doradas.

#JOHATIP: *Para convertir la yuca hervida en puré puedes (1) aplastarla con un tenedor apenas esté blanda, (2) cocerla, escurrirla, guardarla en la nevera y rallarla al día siguiente, o (3) pasarla por el procesador de alimentos al día siguiente, una vez que se enfríe en la nevera. Si optas por la tercera opción, apaga el procesador apenas veas que se muele la yuca, para evitar procesarla demasiado. El roce de las cuchillas activa el almidón de la yuca y, si la procesas de más, se pondrá pegajosa.*

RINDE PARA 3 PERSONAS.

PAN DE PLÁTANO RELLENO

Mis seguidores me pidieron un pan saludable sin gluten. Ya había hecho una versión más paleo en forma de serpentina, así que preparé esta opción con mi amado plátano.

2 plátanos amarillos, sin cáscara

¼ taza de mezcla de harina sin gluten, a base de arroz, yuca y garbanzo

2 claras de huevo

2 cucharadas de linaza molida (flax seed)

2 cucharadas de aceite de coco

1 yema batida con extracto de vainilla, para barnizar

1 cucharadita de harina de coco

1 cucharadita de polvo para hornear

Jamón de pavo, a gusto

Uvas pasas, a gusto

Aceitunas, a gusto

Alcaparras, a gusto

Cocina los plátanos al vapor o en el microondas, hasta que estén blandos.

Corta el plátano por la mitad, a lo largo, y remueve la raíz. Tritura con un tenedor hasta obtener un puré.

En un bol, mezcla el plátano con los demás ingredientes, amasándolos.

Coloca papel parafinado sobre una superficie plana —una tabla o un mesón— y rocíalo con aceite en aerosol. Coloca encima la masa de plátano y extiéndela con cuidado sobre el papel, aplanando con la punta de los dedos hasta formar una especie de rectángulo delgado.

Cubre con jamón de pavo, aceitunas, alcaparras y uvas pasas.

Enrolla con cuidado y pincha el tronco con el tenedor. Barniza con la mezcla de yema batida con vainilla.

Hornea a 350°F (177°C) por cerca de 20 minutos, o hasta que esté dorado.

RINDE PARA ENTRE 6 Y 8 PERSONAS.

EMPANADAS DE ESPINACA

Entre las empanadas más famosas del mundo están las argentinas, que se hacen con harina de trigo y masa de hojaldre. Cuando comencé a llevar un estilo de vida saludable decidí transformar mis desayunos favoritos, creando versiones más ligeras, y uno de los platos que modifiqué fue las empanadas. Las empecé a preparar de diferentes maneras y de todos los colores —de hecho, ime llamaban Doña Empanada!—. Encontré en ellas, además, una manera muy práctica de organizar los desayunos de la familia, ya que las podía hacer con antelación y congelarlas.

PARA LA MASA:

1 taza de harina de avena

¼ taza de concentrado de espinaca (para obtenerlo, licúa un puñado de hojas de espinaca con ¼ taza de agua)

1 clara de huevo

1 cucharadita de linaza molida (*flax seed*)

1 cucharadita de semillas de cáñamo (*hemp*)

1 pizca de nuez moscada

1 pizca de edulcorante (Stevia o el que prefieras)

1 pizca de sal rosada

PARA EL RELLENO:

400 gramos de espinaca

½ taza de requesón (queso ricota)

1 cucharada de queso parmesano rallado

1 huevo, batido

Champiñones troceados, a gusto

En un bol, mezcla los ingredientes secos y luego añade los húmedos, excepto el concentrado de espinaca. Cuando consigas una mezcla uniforme, agrega poco a poco el concentrado de espinaca, mezclando con las puntas de los dedos hasta integrar todo.

En otro bol, mezcla los ingredientes del relleno. Reserva.

Extiende una porción de la masa sobre papel parafinado. Coloca el relleno en el centro, dobla y pellizca los bordes para sellar. Si deseas, puedes barnizar con huevo batido.

Hornea las empanadas a 350°F (177°C) por 15 minutos, o hasta que estén doradas.

RINDE PARA 2 PERSONAS.

PAN DE CALABACÍN Y CHOCOLATE

El pan es uno de los alimentos favoritos de mi hijo, y esta fue una de las recetas que me ayudaron a que creciera y alcanzara una estatura promedio, ya que me permitió incluir más vegetales en su dieta, de manera divertida (¡y ni siquiera detectó el calabacín!).

1½ tazas de harina de almendras

1 taza de calabacín, rallado

¼ taza de harina de coco

¼ taza de aceite de coco, derretido

3 huevos, batidos

1 banana, hecha puré

2 cucharaditas de miel

2 cucharaditas de mantequilla de almendras o maní

1 cucharadita de bicarbonato de sodio

½ cucharadita de sal

½ cucharadita de canela

Chispas de chocolate sin azúcar, a gusto

Precalienta el horno a 350°F (177°C).

Exprime el exceso de líquido del calabacín. Colócalo en un bol y mézclalo con los ingredientes húmedos.

En otro bol, mezcla los ingredientes secos. Añade la mezcla seca a la mezcla húmeda. Por último, añade las chispas de chocolate.

Vierte la mezcla dentro de un molde para pan previamente engrasado con aceite en aerosol. Hornea por 40 a 50 minutos, o hasta que, al pinchar con un palito de madera, este salga limpio.

RINDE PARA ENTRE 6 Y 8 PERSONAS.

TARTALETA DE PLÁTANO

Esta es una de mis recetas favoritas. Mucha gente le tiene miedo al plátano por su sabor dulce, pero no hay por qué temerle. Es un carbohidrato con muchas vitaminas y minerales, entre ellas magnesio y potasio. Solo debemos aprender a comer las porciones adecuadas. Medio plátano en el caso de las mujeres y uno entero en el caso de los hombres hacen una porción estándar, lo que equivale a una porción de esta tartaleta para las mamis y dos para los papis.

PARA LA BASE:

1 plátano, cocido en el microondas (o al vapor) por 4 minutos y hecho puré

2 cucharadas de harina de avena, de plátano o de yuca

2 cucharadas de harina de coco

2 cucharadas de linaza molida (*flax seed*)

1 cucharada de aceite de coco

PARA EL RELLENO:

1 lata de atún, mediana

2 huevos

2 cucharadas de calabacín, rallado

2 cucharadas de zanahoria, rallada

1 cucharada de requesón (queso ricota)

1 cucharada de queso parmesano rallado

1 cucharadita de alcaparras bebés

1 ramita de cebollín (cebolleta, cebollino), picado finamente

1 pizca de ajo en polvo

1 pizca de tomillo

1 pizca de eneldo

Para la base, mezcla en un bol el puré de plátano con el resto de los ingredientes hasta formar una masa. Vierte la masa sobre un molde previamente engrasado, pincha con un tenedor y precocina a 350°F (177°C) por unos 10 a 15 minutos.

Para el relleno, bate bien los huevos y mezcla con los quesos. Luego añade el resto de los ingredientes del relleno, hasta mezclar bien. Vierte la mezcla sobre la base de plátano que precocinaste. Hornea nuevamente hasta que el huevo cuaje.

RINDE PARA 6 PERSONAS.

PAN DE QUESO BRASILEÑO

Este es un pan que me sorprendió mucho desde la primera vez que lo preparé. Súper rico y fácil, lo hice para una presentación final cuando estudiaba gastronomía. Es una receta típica de Brasil que tiene mi toque especial, por supuesto, para hacerla más nutritiva. Fue un éxito total, y un favorito entre los niños.

1 taza de almidón de maíz (maicena)

1 taza de queso rallado (puedes utilizar queso pasteurizado, bajo en sal, o algún queso vegetal, como el de almendra)

1 taza de leche de almendras o leche descremada

½ taza de aceite de coco o de oliva

2 huevos

1 pizca de sal marina

1 cucharada de linaza molida (*flax seed*) (opcional)

Hierve la leche a fuego medio, para que no se corte. Añade el aceite y la sal, y luego agrega poco a poco el almidón de maíz. Mezcla bien y cocina a fuego bajo.

Deja enfriar la mezcla. Luego añade el resto de los ingredientes y mézclalos con las manos.

Haz pequeñas bolitas con la masa y colócalas sobre una bandeja previamente engrasada con aceite en aerosol. Cocina en el horno a 400°F (204°C) hasta que estén bien doradas.

RINDE PARA 6 PERSONAS.

EMPANADAS DE CALABAZA

Cuando estaba tratando de entusiasmar a mi esposo con la cocina saludable, y buscando alternativas divertidas para no aburrirme y no caer en el error de comer lo mismo todos los días, me enfoqué en preparar diferentes recetas con la avena que consumía todas las mañanas, convirtiéndola en deliciosas arepas, panquecas, tequeños, tostadas, tortillas y mis famosas empanadas. Aquí les dejo otra variación de esta receta.

½ taza de harina de avena (o avena en hojuelas, pulverizada en la licuadora)

½ taza de puré de calabaza (auyama, ahuyama)

1 cucharadita de linaza molida (*flax seed*)

1 cucharadita de aceite de coco

½ cucharadita de edulcorante (Stevia o el que prefieras)

1 pizca de sal marina

1 pizca de canela en polvo

1 cucharadita de semillas de cáñamo (*hemp*, opcional)

Mezcla los ingredientes secos y luego añade los húmedos, de uno en uno. Amasa hasta obtener una masa compacta y homogénea.

Para preparar las empanadas, toma una porción y extiéndela con un rodillo sobre una lámina de película transparente para que no se pegue. Rellena con la proteína de tu preferencia. Luego dobla la masa y pellizca los bordes para sellar.

Coloca las empanadas sobre una bandeja previamente engrasada y cocina en el horno a 390°F (199°C) por 15 minutos, o hasta que estén doradas.

RINDE PARA 2 PERSONAS.

PASTELITOS DE BATATA Y GUAYABA

Desde que me mudé a Miami, he podido conocer un poco más sobre la cultura y gastronomía cubanas. De hecho, siempre llegaban clientes cubanos a nuestra tienda pidiendo algunos de sus platos típicos, sobre todo los pastelitos de guayaba. Sentí curiosidad y me inspiré a crear una versión más nutritiva.

PARA LA MASA:

2 tazas de harina de avena

2 tazas de puré de batata (camote, boniato)

¼ taza de aceite de coco

1 pizca de canela en polvo

1 pizca de sal rosada

Queso bajo en sal, a gusto

PARA EL DULCE DE GUAYABA:

2 tazas de pulpa de guayaba

1½ tazas de edulcorante (Stevia o el que prefieras)

2 sobres de gelatina sin sabor, en polvo

1 pizca de bicarbonato de sodio

1 pizca de canela en polvo

PARA EL DULCE:

Mezcla la pulpa de guayaba con el edulcorante. Separa 1 taza y reserva.

Cocina el resto de la mezcla en una olla pequeña. Al cabo de unos minutos, baja el fuego y agrega el bicarbonato y la canela.

Diluye la gelatina sin sabor en la taza de guayaba que reservaste antes. Agrega esta mezcla a la olla pequeña que se encuentra en el fogón. Cocina hasta que se reduzca y oscurezca un poco. Deja enfriar y lleva a la nevera.

PARA EL PASTELITO:

En un bol, mezcla y amasa todos los ingredientes de la masa hasta homogeneizar sin que se pegue a las manos.

Coloca la masa sobre una lámina de película transparente y aplana con el rodillo. Con un molde para galletas (o el borde de una taza), recorta varios círculos (o cuadrados) en la masa.

Coloca una cucharadita de dulce y un poco de queso sobre más o menos la mitad de los círculos, y cúbrelos con los círculos restantes. Sella los bordes con un tenedor.

Coloca los pastelitos en una bandeja cubierta con papel encerado y cocina en el horno a 400°F (204°C) por 15 minutos, o en el *AirFryer* a 390°F (199°C) por 10 minutos.

RINDE PARA 2 PERSONAS.

PASTELITOS DE CALABACÍN

En mi ciudad natal, también es muy común desayunar con pastelitos fritos hechos con harina de trigo. A mi hijo le fascinan rellenos con papa y queso. Por esa razón, para conquistar su paladar se los preparé en una versión más saludable y deliciosa.

1 taza de harina de avena

½ taza de harina de yuca

½ calabacín, con piel, licuado con
  ½ taza de agua

1 cucharada de linaza molida
  (*flax seed*)

1 pizca de sal rosada

En un bol, coloca el calabacín licuado y la sal. Agrega la harina de avena, la linaza y la harina de yuca. Mezcla y amasa hasta que no se pegue en las manos. Si es necesario, agrega más harina de avena.

Cuando hayas obtenido una masa compacta, toma una porción y extiéndela sobre una lámina de película transparente. Puedes utilizar un rodillo si deseas.

Corta la masa en círculos, con una taza o un molde para galletas.

Coloca el relleno de tu preferencia sobre aproximadamente la mitad de los círculos, y cúbrelos con los círculos restantes. Presiona los bordes con un tenedor, para sellarlos.

Coloca los pastelitos sobre una bandeja engrasada, y hornea a 390°F (199°C) por 12 minutos.

RINDE PARA 3 PERSONAS.

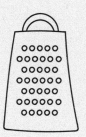

Almuerzos

Arroces, sopas, carnes
y algo más

CROQUETAS DE PAPA Y ATÚN

Esta fue una de las primeras recetas que intenté preparar para mis amigas, cuando recién comenzaba los estudios en la universidad, y también formó parte de las comidas con las que enamoré a mi esposo cuando éramos novios. Luego preparé una versión saludable para mi hijo y quedó encantado, al igual que toda mi familia virtual. Este plato es muy popular en Cuba y otros países de América Latina, y resulta muy versátil por la cantidad de combinaciones saludables que se pueden preparar con la misma consistencia —crujiente por fuera y suave por dentro— sin necesidad de freír las croquetas.

1 lata de atún, pequeña

1 papa mediana, cocida al vapor

½ calabacín crudo, rallado

1 ramita de cebollín (cebolleta, cebollino)

1 pizca de sal rosada

1 pizca de ajo en polvo

1 pizca de perejil

1 pizca de eneldo

PARA EL EMPANIZADO:

1 huevo, batido

¼ taza de harina de almendras

1 cucharadita de ajonjolí (semillas de sésamo)

1 cucharadita de linaza molida (*flax seed*)

1 pizca de sal rosada

Escurre bien el atún y colócalo en un bol con los otros ingredientes. Mezcla bien.

Forma las croquetas con la mezcla. Pasa cada una por el huevo batido y luego por la harina de almendras, mezclada previamente con el ajonjolí, la linaza y la sal rosada.

Cocina en el horno a 400°F (204°C) por unos 15 a 20 minutos, o hasta que las croquetas estén bien doraditas. También las puedes cocinar en la sartén.

RINDE PARA 1 O 2 PERSONAS.

ARROZ CON FRIJOLES BLANCOS

A mi hijo le fascina esta combinación de arroz y legumbres. Este resulta ser un alimento súper completo, debido a que los aminoácidos del frijol complementan los del cereal, en este caso el arroz.

PARA EL ARROZ:

2 tazas de agua

1 taza de arroz

1 cucharada de aceite de oliva

1 cucharadita de cúrcuma

1 cucharadita de sal marina

1 ají dulce (ají cachucha, ají gustoso, ajicito)

1 ramita de cebollín (cebolleta, cebollino)

PARA LOS FRIJOLES BLANCOS:

2 tazas de frijoles blancos, cocidos

1 tomate, cortado en cuadritos

½ taza de leche de coco

½ cebolla, cortada en cuadritos

½ pimiento (pimentón) rojo, cortado en cuadritos

½ pimiento (pimentón) verde, cortado en cuadritos

¼ taza de puerro (ajo porro), picado finamente

2 ajíes dulces (ají cachucha, ají gustoso, ajicito), picados

2 cucharadas de agua

1 diente de ajo, machacado

1 cucharada de aceite de oliva

1 cucharadita de mostaza

¼ cucharadita de cilantro en polvo

¼ cucharadita de cúrcuma

¼ cucharadita de pimentón (*paprika*)

1 pizca de comino en polvo

1 pizca de sal marina

Pimienta, a gusto

Pon en remojo de un día para otro el arroz y los frijoles, en recipientes separados. Esto ayudará a obtener una cocción más rápida y uniforme, y al mismo tiempo eliminará sustancias dañinas y/o bloqueadoras de nutrientes, lo que ayudará a la digestión.

Para preparar el arroz, colócalo en una cacerola con el aceite de oliva, el agua, las especias, el ají dulce y el cebollín. Espera a que hierva y baja el fuego al mínimo, tapa y deja cocinar por 8 minutos, o hasta que se evapore todo el líquido.

Para preparar los frijoles, hiérvelos en agua hasta que estén blandos, y luego saltéalos en una sartén con los vegetales. Añade luego los frijoles, la leche de coco y las especias. Cocina por unos minutos.

Agrega el arroz, ya cocinado, a la sartén y mezcla bien. Disfruta como guarnición o acompañado de abundantes vegetales.

RINDE HASTA 8 PERSONAS.

CROQUETAS DE LENTEJAS

Esta es una de las recetas favoritas de mi hijo, en cuanto a proteína vegetal se refiere. Cuando la probó por primera vez, ¡pensó que era carne! Es una idea genial para aprovechar todos los nutrientes —hierro, vitaminas y minerales— que las lentejas aportan. Son fáciles de llevar en la lonchera, ya que conservan la consistencia y el sabor.

1 taza de arroz integral, cocido

1 taza de lentejas, cocidas

1 cebolla

¼ taza de puerro (ajo porro), picado finamente

½ pimiento (pimentón), cortado en cuadritos

½ tomate, cortado en cuadritos

1 diente de ajo, machacado

1 ramita de cebollín (cebolleta, cebollino)

1 cucharada de aceite de oliva

1 cucharada de pasta de tomate

1 cucharadita de mostaza

1 chorrito de salsa de soya ligera

1 pizca de comino en polvo

Ajo en polvo, a gusto

Pimentón (*paprika*), a gusto

Sal marina, a gusto

Pimienta, a gusto

En una sartén, saltea los vegetales con un poco de aceite de oliva. Agrega las lentejas, ya cocinadas, y mezcla bien. Luego agrega la pasta de tomate y los demás ingredientes, y sazona con sal marina y pimienta a gusto.

Cocina a fuego medio hasta que las lentejas espesen. Retira del fuego y deja enfriar.

Muele el arroz ya cocido en un procesador de alimentos (si está frío, caliéntalo antes, ya que debe estar tibio para activar su almidón natural).

En un bol, mezcla la masa de arroz con las lentejas. Forma las croquetas y cocínalas en el *AirFryer* o al horno a 400°F (204°C), hasta que estén doradas y crujientes.

RINDE PARA 3 PERSONAS.

HAMBURGUESAS DE FRIJOLES NEGROS

Las legumbres son muy consumidas en toda América Latina, sobre todo los frijoles negros, que en mi país conocemos como caraotas. Una de las cosas que más me gustan de esta receta es que realmente engañas al cerebro a primera vista, pues parece carne. Y es igual de sabrosa, aunque mucho más saludable.

1 taza de avena, en hojuelas

1 lata de frijoles negros (caraotas), enjuagados y escurridos

1 pimiento (pimentón) rojo, cortado en trozos

¼ taza de cebolla roja, cortada en trozos

6 onzas de champiñones

2 cucharaditas de mezcla de especias árabes (canela, clavo, nuez moscada, pimienta negra, cilantro, comino y cardamomo)

½ cucharadita de pimentón (*paprika*)

¼ cucharadita de chile en polvo (*red pepper, chili powder*) o pimienta de cayena

½ cucharadita de sal marina

Tritura todos los ingredientes, menos la avena, en un procesador de alimentos.

En un bol, mezcla con la avena y deja reposar unos minutos en la nevera.

Saca la masa de la nevera y forma las hamburguesas. Cocínalas a la parrilla o en una sartén.

Puedes armar tus hamburguesas con rebanadas de calabaza cocidas en el microondas por 3 minutos y luego selladas a la parrilla, y acompañarla con tomate, aguacate, cebolla y queso de almendras.

RINDE PARA 3 PERSONAS.

GALLO PINTO

Una de las recomendaciones que el pediatra nutricionista que atendía a mi hijo me dio para ayudarlo a superar el retraso en el crecimiento que padecía, fue que tratara de ofrecerle proteína de origen vegetal, para que así incorporara otros nutrientes. Eso me encantó, ya que siempre me ha gustado la comida vegetariana. Buscando y creando opciones, conocí este plato típico de Nicaragua y Costa Rica. Resulta perfecto ya que, al combinar frijoles con cereal (en este caso, arroz), obtenemos una proteína vegetal de alto valor nutritivo. Se parece mucho al arroz congrí típico de Cuba.

2 tazas de frijoles rojos cocidos
  (frijoles colorados)
1 taza de champiñones, cortados en
  rebanadas
1 taza de arroz integral, cocido
1 cebolla, cortada en cuadritos
1 pimiento (pimentón), cortado en
  cuadritos

2 rebanadas de tocineta, cortada en
  cuadritos (o 1 cucharada de aceite
  de oliva)
Ajo, machacado
Sal rosada, a gusto
Pimienta, a gusto

En una cacerola, saltea primero la tocineta y luego incorpora la cebolla, el pimiento y el ajo.

Agrega el arroz y saltea. Enseguida incorpora los frijoles rojos y mezcla bien.

Condimenta con sal rosada y pimienta.

RINDE PARA 3 PERSONAS.

CROQUETAS DE SALMÓN Y QUINUA

Mi hijo decía que no le gustaba el salmón, pero como es uno de esos alimentos súper poderosos que no se deberían dejar de consumir, me tocó aplicar una estrategia de súper mamá: lo cociné, desmenucé y le dije que era atún rojo. ¡Bingo! Le encantó y ahora siempre se lo preparo de esa manera o se lo incorporo en ensaladas y croquetas como estas.

2 filetes de salmón, cocidos a la plancha o al vapor y desmenuzados

1½ taza de quinua, cocida, aún tibia

5 cucharadas de queso parmesano

½ calabacín crudo, rallado y escurrido

½ zanahoria, rallada

1 huevo

1 ramita de cebollín (cebolleta, cebollino), picado

¼ cucharadita de ajo en polvo

1 pizca de sal rosada

Mezcla bien todos los ingredientes.

Dale forma a las croquetas y colócalas en una bandeja de horno, previamente engrasada.

Cocina en el horno a 400°F (204°C) por unos 15 minutos. También puedes cocinarlas en el *AirFryer* a 390°F (199°C) hasta que estén bien doraditas.

RINDE PARA 3 PERSONAS.

ROLLOS DE PLÁTANO

Fue una de mis primeras creaciones. Desde que inventé este plato, empecé a enseñarlo en los talleres de cocina y a prepararlo en casa. Puedo decir que fue una de las recetas que me ayudó a que en casa se enamoraran de la comida saludable, o a que por lo menos se convencieran de que podía ser igual de sabrosa, sin freír y sin utilizar salsas comerciales. Esta es una opción muy versátil y, una vez que te familiarizas con la técnica de preparación, puedes utilizar el relleno que desees: pasta de atún o de salmón, carne molida, tortilla de huevo o, como en este caso, el relleno llamado "reina pepiada", típico de Venezuela.

1 pechuga de pollo, cocida y
  desmenuzada
1 plátano macho maduro, cocido
  con piel

½ aguacate
1 cucharadita de mostaza
1 pizca de sal marina
1 pizca de pimienta

PARA EL RELLENO "REINA PEPIADA":

Tritura el aguacate con un tenedor para hacer un puré. Agrega el pollo, la mostaza, la sal y la pimienta.

PARA LOS ROLLOS:

Cocina el plátano en el horno o *AirFryer* por 20 minutos, hasta que se ablande. Córtalo en dos a lo largo y aplana ambas porciones con un rodillo o con las manos, sobre una lámina de película transparente.

Coloca dos o tres cucharadas de relleno (depende del tamaño de tu plátano) en uno de los extremos y enrolla con cuidado para formar un tronco.

Barniza con 1 huevo batido.

Hornea a 350°F (177°C) por 12 minutos, o hasta que esté dorado.

Corta en porciones individuales.

#JOHATIP: *Desmenuza el pollo cuando aún esté tibio; no esperes a que se enfríe. Así será más sencillo y rápido.*

RINDE PARA 2 PERSONAS.

PASTEL DE PLÁTANO

Este era un plato tradicional en mi casa, pues mi mamá es de Santa Bárbara, un pueblo platanero en Venezuela. Es por eso que esta fue una de las recetas que desde pequeña intenté recrear. La receta original lleva rebanadas de plátano frito, pero aprendí que se puede hacer con el plátano maduro crudo, aunque tarda un poco más en cocinarse. Hoy en día es uno de los platos favoritos de mi familia.

3 plátanos maduros

1 libra de carne de pavo magra, molida

2 tazas de queso, bajo en sal

1½ tazas de salsa de tomate, natural

2 huevos completos + 2 claras

2 tomates, cortados en cuadritos

½ cebolla, cortada en cuadritos

½ pimiento (pimentón), cortado en cuadritos

½ cucharada de edulcorante (Stevia o el que prefieras)

1 diente de ajo, machacado

1 pizca de comino

1 pizca de sal marina

Orégano, a gusto

Romero, a gusto

En una cacerola con aceite de oliva, saltea los vegetales. Añade el pavo, la salsa de tomate y las especias. Mezcla bien, tapa, y deja cocinar por unos 15 minutos, hasta que se seque.

Corta los plátanos por la mitad y hornéalos a 350°F (177°C) por 20 minutos. Una vez cocidos, presiónalos con una tabla para hacer una especie de patacón (tostón). Debes hacer por lo menos seis patacones, que serán las capas con que armarás el pastel. También puedes cortar cada plátano en tajadas.

Para armar el pastel, bate los 2 huevos y las 2 claras extra con 1 cucharada de edulcorante, hasta obtener una espuma. La cantidad de estos ingredientes puede variar dependiendo del tamaño del pastel que desees preparar.

En un molde de vidrio, coloca un poco del huevo batido en la base y cubre con una capa de plátano. Luego añade una capa de queso, una

continúa en la próxima página

de pavo y otra capa de plátano, y repite el procedimiento, agregando sobre la última capa de plátano un poco más de huevo batido y queso.

Tapa el molde con papel aluminio y lleva al horno a 350°F (177°C) por 20 minutos, aproximadamente.

Retira el papel aluminio y regresa al horno por unos minutos más, para dorar la superficie. Deja enfriar un poco antes de cortar y servir.

RINDE PARA ENTRE 6 Y 8 PERSONAS.

AJIACO

Esta es una sopa típica de Colombia. De hecho, la primera vez que la probé fue en casa de nuestra amiga Sandra, en Bogotá. Le pregunté cómo se hacía y, apenas llegué a casa, puse manos a la obra. Esta sopa lleva un ingrediente llamado guasca, que no es sustituible.

2 litros de caldo de ave, desgrasado, o agua

2 pechugas de pollo

1 libra de papas sabaneras (*red table potato*), peladas y cortadas en rodajas o cubos

1 libra de papas amarillas (colombianas o criollas)

3 mazorcas de maíz tierno, cocidas

1 taza de crema de leche de coco

4 dientes de ajo, triturados

1 aguacate mediano, cortado en trozos

1 tallo de cebollín (cebolleta, cebollino)

1 ramito de cilantro

1 ramito de guascas (indispensable)

1 cucharada de alcaparras

1 pizca de sal rosada

1 pizca de pimienta

Cocina en el caldo las pechugas con el cebollín, la sal y la pimienta, entre 45 minutos y 1 hora. Saca las pechugas y el cebollín y reserva.

Agrega al caldo las mazorcas de maíz y las papas. Cocina a fuego lento hasta lograr la densidad deseada. Añade el ramito de guascas 5 minutos antes de servir.

Puedes servir las pechugas enteras, colocando una porción en cada plato. También puedes deshilachar el pollo y mezclarlo con la crema para una mejor apariencia.

Este apetitoso plato se acompaña con tajadas de aguacate. Las alcaparras y la crema de leche se sirven aparte, y cada comensal las agrega a su gusto. Las mazorcas se sirven enteras o desgranadas dentro del ajiaco o, si se prefiere, aparte.

RINDE PARA ENTRE 6 Y 8 PERSONAS.

CHUPE DE POLLO

Este plato es típico del Perú, pero también se consume mucho en Venezuela y toda América Latina. Puede hacerse con pollo, camarones o res. Yo soy muy sopera, así que ¡esta receta me encanta!

1 pechuga de pollo

1 papa mediana, cortada en cubos

1 cebolla grande

1 cebollín (cebolleta, cebolla larga, cebolla de cambray)

1 pimiento (pimentón) verde, grande

1 lata de maíz tierno

1 lata de crema de coco o leche de coco espesa (con más de 10% de grasa)

½ taza de queso de almendras, en dados

¼ taza de puerro (ajo porro)

Trocea los vegetales y ponlos a cocer en agua junto con la pechuga de pollo.

Cuando el pollo esté cocido, retíralo y desmenúzalo. Retira los vegetales y procésalos con un poco de caldo.

Incorpora el pollo y los vegetales procesados al caldo. Incorpora también la papa y el contenido de la lata de maíz. Reduce, reponiendo el líquido perdido, según haga falta.

Cuando las papas estén blandas, retira la olla del fuego y añade la crema de coco.

Sirve en un plato sopero, acompañado con daditos de queso de almendras o blanco duro.

RINDE PARA 3 PERSONAS.

QUINUA A LA MARINERA

En las costas de nuestros países de América Latina no falta el arroz a la marinera. Yo soy amante de la comida del mar y mi hijo heredó ese gusto, así que en casa es muy común comer este rico plato los fines de semana. Con él encontré una manera de presentarle la quinua a mi hijo y a mi esposo, y de que la aceptaran fácilmente.

La quinua es súper nutritiva. Contiene todos los aminoácidos esenciales, por lo que debemos incluirla en nuestra alimentación. En esta oportunidad, quiero enseñarte una manera divertida y deliciosa de prepararla.

1 kilogramo de calamares

3 tazas de caldo de pollo

1 taza de quinua, lavada

250 gramos de gambas (camarones)

250 gramos de mejillones

4 langostinos

1 taza de vino blanco

5 dientes de ajo

2 pimientos (pimentón) rojos

1 cebolla pequeña

1 pizca de pimentón (*paprika*)

1 pizca de cúrcuma

1 pizca de achiote (onoto, bija)

1 pizca de azafrán

Perejil, a gusto

Pela las gambas y sazónalas con sal y pimienta.

Lava bien las almejas y los mejillones, y cocínalos en un poco de agua con una pizca de sal.

Abre y despieza las almejas y los mejillones. Resérvalas, al igual que el caldo en el que las cocinaste.

Corta en cuadritos la cebolla, el ajo y el pimiento rojo, y saltéalos en una sartén caliente.

Después de unos minutos, incorpora los calamares, para que se vayan ablandando. Luego de unos minutos, incorpora la quinua con el caldo, una pizca de azafrán y el resto de las especias.

Pasados 8 minutos, agrega los langostinos y los camarones, cerciorándote de que haya suficiente líquido y comprobando la sal.

continúa en la próxima página

Deja hervir por un par de minutos. Luego baja el fuego y cocina por 5 minutos más.

Puedes servirla con ½ cucharadita de aceite de oliva y jerez. Decora con perejil.

RINDE PARA ENTRE 4 Y 6 PERSONAS.

BOLITAS DE ARROZ

Con la intención de crear platos diversos para la lonchera de mi hijo, e incorporar más vegetales en su dieta, se me ocurrió preparar esta receta, inspirada en unas torticas de arroz que me hacía mi mamá cuando era niña. Se pueden rellenar o comer solas, como acompañamiento.

PARA LA BASE:

1 taza de arroz integral, cocido

1 huevo, batido, para barnizar +
  1 yema de huevo

2 cucharadas de queso parmesano

1 cucharadita de linaza molida
  (*flax seed*)

1 pizca de cúrcuma, a gusto

1 pizca de sal marina

Pimentón (*paprika*) ahumado, a gusto

PARA EL RELLENO:

150 gramos de pavo, molido

1 tomate

½ cebolla

½ pimiento (pimentón)

¼ zanahoria

¼ berenjena

¼ puerro (ajo porro)

1 ajo, machacado

1 ají dulce (ají cachucha, ají gustoso, ajicito)

1 pizca de sal marina

Alcaparras, a gusto

Orégano, albahaca, romero, tomillo y pimentón (*paprika*), a gusto

Para la base, procesa el arroz con el resto de los ingredientes y condimenta con las especias.

Para el relleno, corta todos los vegetales en cuadritos pequeños, condimenta con las especias y saltea. Añade el pavo molido y mezcla bien. Deja cocinar por unos 15 minutos, o hasta que el pavo esté listo.

Forma unas bolitas con la masa de arroz. Haz un pequeño agujero y rellena con el guiso de pavo molido. Cierra y barniza con el huevo batido.

Coloca las bolitas sobre una bandeja previamente engrasada y hornea a 400°F (204°C) por unos 15 minutos, o hasta que queden doradas.

RINDE PARA 2 PERSONAS.

RISOTTO FALSO DE POLLO CON CHAMPIÑONES

Este plato lo preparé un día que quise sorprender a mi esposo con una comida especial. Solo tenía arroz integral y muchas ganas de ser creativa. Está inspirado en el tradicional *risotto* italiano, que se prepara con arroz arborio y, usualmente, mucho queso o grasa, pero es una versión más saludable. El equilibrio en las porciones de carbohidrato y proteína lo convierten en un plato muy nutritivo y tentador.

1 taza de champiñones pequeños, cortados en rebanadas

1 taza de leche de almendras o de coco

½ taza de arroz integral, cocido

¼ taza de almendras, fileteadas

100 gramos de pechuga de pollo, cortada en cuadritos

½ cebolla, cortada en cuadritos

1 cucharadita de yogur griego

1 diente de ajo, machacado

1 pizca de sal marina

Ajo en polvo, a gusto

Tomillo, a gusto

Romero, a gusto

Perejil picado, para decorar

Rocía aceite en aerosol en una sartén y saltea la cebolla, el ajo y los champiñones. Reserva.

Saltea el pollo y condimenta con la sal marina, el ajo en polvo y las especias. Incorpora los vegetales, el arroz cocido y la leche de almendras, y cocina a fuego medio hasta que espese.

Agrega una cucharadita de yogur griego y almendras tostadas, mezclando bien.

Sirve y decora con perejil.

RINDE PARA 1 PERSONA.

CAUSA LIMEÑA

Este plato típico de Perú es delicioso y muy balanceado. La verdad es que tuve que sustituir muy pocos ingredientes para hacerlo más saludable. Y, como es tan fácil de preparar, a menudo lo hago en casa. El fan #1 es mi hijo.

PARA LA BASE:

1 papa o batata (camote, boniato) mediana (o ½ papa y ½ batata, para mezclar los sabores)

1 cucharadita de aceite de oliva

1 cucharadita de jugo de limón

1 cucharadita de jugo de naranja

½ cucharadita de ají dulce amarillo, molido o procesado

1 pizca de sal marina

1 pizca de pimienta blanca

PARA EL RELLENO:

1 lata de atún, grande

½ cebolla, picada finamente

1 cucharada de cebollín (cebolleta, cebollino), picado finamente

¼ aguacate, en lonjas finas

¼ pimiento (pimentón) rojo, cortado en julianas finas

4 cucharadas de yogur griego

1 cucharada de jugo de limón

1 huevo duro, para servir

Hojas de lechuga, para servir

Aceitunas negras, para decorar

Perejil picado, para decorar

PARA LA BASE:

Cocina la papa o batata al horno, hasta que esté blanda. Retira la piel y, todavía caliente, tritura con un tenedor hasta conseguir un puré (si la deja enfriar, se endurece). Añade el aceite oliva y condimenta con sal marina, pimienta blanca, jugo de limón, jugo de naranja y ají amarillo.

PARA EL RELLENO:

Desmenuza el atún y mezcla con el jugo de limón, la cebolla, el cebollín y el yogur griego.

PARA LA CAUSA:

Con un molde para cortar galletas de forma circular, o con la lata de atún, abierta por ambos lados, dale forma a la causa, colocando

continúa en la próxima página

una primera capa de puré de papas, otra de atún, otra de aguacate y pimiento rojo en julianas, y una última capa de puré de papas. Decora con huevo duro, cortado en julianas, aceitunas negras, perejil, aguacate y, si deseas, julianas de pimiento rojo. Sirve con abundante ensalada de hojas verdes.

#JOHATIP: *Para el relleno, también puedes utilizar pollo desmechado, camarones, pulpo o langostinos, entre otros.*

RINDE PARA 1 PERSONA.

SUSHI DE QUINUA

Si bien es cierto que este no es un plato original de América Latina, ¡la quinua sí lo es! Aquí te dejo una deliciosa receta de sushi súper nutritivo, sin azúcar... ¿Acaso no sabías que al sushi se le agrega azúcar? Pues ¡sí! Se llama Misura y es lo que hace que el arroz se pegue. Esta receta es genial para cuando recibes invitados en casa. Usa tu creatividad y pruébalos con distintos rellenos.

PARA EL SUSHI:

4 tazas de agua

2 tazas de quinua

4 o 5 lonjas de algas Nori

8 piezas de salmón ahumado

2 cucharadas de queso crema de almendras por lonja de Nori

3 rebanadas de aguacate por lonja de Nori

1 cucharada de cebollín (cebolleta, cebollino) por lonja de Nori

Agua con vinagre de arroz, para humedecer las manos

PARA LA MISURA SALUDABLE*:

4 cucharadas soperas de vinagre de arroz

1 sobre de edulcorante (Stevia o el que prefieras)

¼ cucharadita de sal marina

Mezclar bien todos los ingredientes.

Lava bien la quinua y colócala en una cacerola con un poco de aceite en aerosol. Añade el agua y cocina a fuego alto. En cuanto empiece a hervir, tapa y baja el fuego al mínimo. Cocina por 8 minutos. Apaga el fuego y deja la cacerola tapada por 7 minutos más, para que la quinua se termine de cocinar con el vapor.

En un bol, coloca la quinua cocida, ya fría, y condimenta con la Misura saludable. Coloca el alga Nori sobre una esterilla, con la parte brillante hacia afuera. Humedece tus manos con agua y vinagre de arroz, para que no se te pegue la quinua a los dedos, y coloca un poco de quinua sobre el alga, aproximadamente una taza.

Presiona la quinua con suavidad, dejando unos dos dedos de espacio en uno de los extremos del alga para sellar el sushi. Coloca en el

continúa en la próxima página

otro extremo salmón ahumado, queso crema de almendras, cebollín, aguacate y, si te provoca, unas tiras de plátano cocidas o mango fresco.

Enrolla con cuidado, corta las piezas con un buen cuchillo afilado y disfruta.

RINDE PARA ENTRE 6 Y 8 PERSONAS.

ROLLO DE PAVO

Para ocasiones especiales, necesitamos platos especiales, así que para celebrar nuestro primer Día de Acción de Gracias en Estados Unidos decidí crear una receta diferente, con un toque latino, mezclando sabores agridulces en un plato saludable y nutritivo.

½ libra de pavo, molido

1 cucharadita de mostaza

1 pizca de sal marina

1 pizca de pimienta

Ajo en polvo, a gusto

Tomillo, a gusto

Cebolla en polvo, a gusto

Pimentón (*paprika*), a gusto

PARA MONTAR EL ROLLO:

2 tazas de arándanos rojos
  (*cranberries*), deshidratados

1 taza de hojas de espinaca

1 taza de queso feta

3 rebanadas de piña, para decorar

3 rebanadas de tocineta de pavo

3 cerezas, para decorar

1 puñado de nueces

Azúcar de coco, para decorar

Palitos de madera, para servir

Condimenta el pavo molido con sal marina, ajo en polvo, mostaza, pimentón, tomillo y cebolla en polvo. Colócalo sobre una lámina de película transparente, formando un rectángulo. Coloca encima las hojas de espinaca, los arándanos rojos, el queso feta y las nueces. Enrolla con cuidado.

Envuelve el tronco de pavo con las tocinetas de pavo y coloca en el tope unas rebanadas de piña y cerezas, fijándolas con unos palitos de madera. Espolvorea con azúcar de coco.

Hornea por unos 20 minutos a 350°F (177°C), o hasta que esté dorado.

RINDE PARA 4 PERSONAS.

CHALUPA DE POLLO

Este es un plato típico de Venezuela, aunque también se encuentra entre los platos típicos de México, solo que lo presentan de manera diferente. Primero debemos preparar las cachapas, que son unas tortillas delgadas y redondas, hechas con maíz tierno molido. Mientras más tierno esté el maíz menos agua y edulcorante llevará. Su cocción es breve y se realiza sobre el budare o a la plancha. En mi país, solemos comer las chalupas con queso de mano o guayanés, nata, jamón y queso fundido. Si sigues nuestro estilo de vida saludable, igual puedes comerlas con pavo horneado y un poco de nata casera y queso bajo en grasa, con pollo desmechado o incluso con huevos. Lo importante es acompañarlas con alguna proteína, para hacer de este rico platillo una comida balanceada.

PARA LAS CACHAPAS:

8 mazorcas de maíz amarillo tierno, o 4 tazas de granos de maíz tierno, crudos

¾ taza de agua

4 cucharaditas de linaza molida (*flax seed*)

1 sobre de edulcorante (Stevia o el que prefieras), si hiciera falta

1 pizca de sal marina

2 cucharadas de harina de maíz (opcional)

PARA EL RELLENO:

1 libra de pollo, cocido y mechado

1 huevo, batido

½ cebolla blanca, cortada en cuadritos

½ pimiento (pimentón) verde, cortado en cuadritos

½ pimiento (pimentón) rojo, cortado en cuadritos

1 cucharada de aceite de oliva

1 pizca de sal rosada

Albahaca, a gusto

Orégano, a gusto

Ajo en polvo, a gusto

Pimentón (*paprika*), a gusto

Cúrcuma, a gusto

Queso vegetal o pasteurizado, bajo en sal, a gusto

1 taza de Bechamel de coliflor (ver Salsas y aderezos)

PARA LAS CACHAPAS:

Con la ayuda de un cuchillo, desgrana las mazorcas de maíz crudo. Agrégales el agua y muele los granos en un procesador de alimentos o trituradora. También puedes utilizar una licuadora.

Coloca la mezcla en un bol y añade el resto de los ingredientes. Mezcla con una cuchara de madera hasta obtener una masa de consistencia gruesa.

Calienta a fuego medio una sartén previamente engrasada con aceite en aerosol. Vierte un cucharón de mezcla y extiéndela desde el centro hacia afuera en forma circular, hasta obtener una tortilla de poco espesor. Cuando aparezcan pequeñas burbujas en la superficie (al cabo de alrededor de 5 minutos), voltea la cachapa con una espátula y cocina por el otro lado otros 5 minutos más. Repite hasta cocinar toda la masa.

PARA ARMAR LA CHALUPA DE POLLO:

En una cacerola con aceite de oliva, saltea los vegetales y las especias, agrega el pollo, tapa y cocina por unos minutos.

En un molde hondo para horno, coloca un poco de bechamel de coliflor en el fondo. Coloca encima una cachapa y después una capa de huevo batido, una capa de pollo mechado, una capa de queso vegetal rallado, y así sucesivamente hasta culminar con un poco de salsa bechamel de coliflor y queso vegetal.

Tapa con papel aluminio y lleva al horno por unos 10 minutos, a 350°F (177°C). Remueve el papel aluminio y vuelve a hornear por unos 10 minutos más, o hasta que esté bien dorado.

#JOHATIP: *El maíz que se vende en Estados Unidos es bastante dulce, así que no necesita mucho edulcorante.*

RINDE PARA ENTRE 6 Y 8 PERSONAS.

PESCADO PUERTO RICO

Cuando mi esposo empezó a cambiar sus hábitos, escogió una actividad física que le gustaba, cosa que todos debemos hacer, porque la idea es que nos divierta y nos relaje. Hacía bicicleta de montaña y los fines de semana viajábamos a un pueblo cercano a nuestra ciudad, en Venezuela, cerca del lago de Maracaibo. Allí, en medio de la nada, había un restaurante familiar donde hacían una comida muy rica. Un día lo acompañamos a una competencia y almorzamos en ese lugar. Probé la versión "full plomo" de este plato, es decir, la versión original frita. Cuando llegué a casa y elaboré mi versión saludable, quedó tan increíble que, por supuesto, se convirtió en una de las recetas que llevé con mucho orgullo a mis talleres de cocina.

1 filete de corvina

1 aguacate

1 plátano maduro

1 pizca de sal marina

½ taza de Bechamel de coliflor (ver Salsas y aderezos)

Pimienta, a gusto

Ajo en polvo, a gusto

Perejil deshidratado, a gusto

Queso, para gratinar

Condimenta el pescado con sal marina, pimienta y demás especias. Cocina al grill o a la plancha.

Corta el plátano en rebanadas o tajadas y cocínalas en la sartén con un poquito de aceite de oliva a fuego bajo hasta dorar de ambos lados. Reserva.

Corta el aguacate en rebanadas. En una salamandra u otro recipiente que puedas llevar al horno, coloca una capa de rebanadas de plátano y otra de aguacate. Luego coloca el filete de pescado y cúbrelo con la salsa bechamel de coliflor. Coloca un poco de queso por encima y cocina en el horno a 350°F (177°C) por unos 15 minutos, o hasta gratinar.

RINDE PARA 2 PERSONAS.

ARROZ EN CALABAZA

Cuando realicé mis estudios de alta cocina, pude experimentar con las gastronomías de todo el mundo. Fue entonces que conocí este plato de origen brasileño y decidí crear mi propia versión más saludable. El resultado fue increíble, especial para la temporada de calabazas.

1 calabaza (auyama, ahuyama)

3 tazas de caldo o fondo de vegetales

½ libra de camarones

½ taza de arroz integral tipo arborio (precocido o *parboiled*, integral o el que tengas)

2 cucharadas de cebolla, cortada en cuadritos

2 cucharadas de puerro (ajo porro)

1 diente de ajo, machacado

1 cucharadita de requesón (queso ricota)

½ cucharadita de aceite de oliva

Nuez moscada, a gusto

Canela en polvo, a gusto

Sal marina, a gusto

Pimienta, a gusto

Corta en cubos la mitad de una calabaza pequeña. Retira el centro y las semillas de la otra mitad. Rocía ambas mitades con nuez moscada y canela en polvo. Hornea los trozos de calabaza y la mitad entera a 350°F (177°C) hasta que se ablanden. Reserva la mitad entera y haz puré con el resto. Añade una pizca de sal marina.

En una cacerola, saltea la cebolla, el puerro y el ajo hasta que la cebolla empiece a transparentar. Añade el arroz y sofríe, y luego ve añadiendo el caldo, poco a poco. Sazona con sal y pimienta. Remueve constantemente con una cuchara de madera, para activar el almidón del arroz y que quede cremoso. Cuando se evapore el líquido, añade más y repite el procedimiento hasta que el arroz esté blando.

Incorpora el puré de calabaza, rectifica el sabor, si hiciera falta, y añade el requesón.

Saltea los camarones con pimienta y una pizca de sal marina y mézclalos con el arroz.

Sirve dentro de la mitad de la calabaza, con un poco de queso parmesano o pecorino rallado por encima.

RINDE PARA ENTRE 6 Y 8 PERSONAS.

ARROZ CON COCO DEL MAGDALENA

En una de nuestras visitas a la bella Colombia, probamos este rico plato que enamoró a mi esposo. Enseguida puse manos a la obra para recrear esta fantástica receta. Se trata de un arroz dulce que suele servirse acompañando pollo o pescado.

1 coco grande (la masa, cortada en trozos pequeños + el agua)
Agua tibia
2 tazas de arroz integral

1 taza de camarones frescos, limpios y precocidos
2 cucharadas de azúcar de coco
Sal, a gusto

Tritura el coco con su agua en el procesador de alimentos. Pásalo por un colador y exprime bien. Reserva la "leche" obtenida y repite el procedimiento con la fibra del coco licuado, pero con agua normal tibia, hasta obtener cuatro tazas de leche de coco. Reserva.

Cocina en una olla, a fuego medio, la primera taza de leche de coco que obtuviste. Reduce hasta obtener un aceite y doraditos de coco. Incorpora el resto de la leche, el azúcar y la sal, y deja hervir. Incorpora el arroz, previamente lavado, y los camarones. Tapa y continúa la cocción a fuego bajo hasta que el arroz esté listo.

RINDE PARA ENTRE 6 Y 8 PERSONAS.

PAPAS HUANCAÍNAS CON PESCADO

En mi pequeña familia, amamos la comida peruana. Este plato ya es de por sí saludable y fresco, pero en esta receta lo llevamos un paso más allá.

1 filete de corvina, cocinado a la parrilla o a la plancha (sazonado con sal rosada, ajo en polvo, perejil y eneldo), para acompañar

3 pimientos (pimentones) amarillos o anaranjados

1 papa, cocida al vapor y cortada en rebanadas

½ taza de leche de almendras

¼ taza de requesón (queso ricota)

2 yemas de huevo, duras

Jugo de limón, a gusto

Aceite de oliva, a gusto

Sal rosada, a gusto

Pimienta, a gusto

Aceitunas negras, para decorar

Perejil, para decorar

Corta y remueve las semillas de los pimientos y pásalos por agua caliente. Licúalos con las yemas de huevo, el queso, la leche de almendras, el jugo de limón y el aceite de oliva, hasta obtener una salsa de mediana consistencia.

Sirve las papas sobre una cama de lechuga. Vierte encima la salsa huancaína. Decora con perejil y aceitunas negras.

Corona con el pescado a la parrilla.

RINDE PARA 1 PERSONA.

PASTEL DE HOJALDRE

Como he comentado, para mí la cocina saludable consiste en entrenar nuestro cerebro con nuevos sabores y preparar comidas que luzcan igual o parecidas a las que amamos. El objetivo es preparar un platillo tan delicioso que la versión menos saludable ya no nos haga falta. Eso es lo que sucede con esta receta. Es absolutamente deliciosa.

El hojaldre es una masa de capas muy finas, casi como las hojas de un libro, hechas con mucha mantequilla o manteca. Por supuesto, eso no lo conseguimos exactamente en esta receta, pero el resultado es súper delicioso y ligero.

4 tazas de puré de yuca

2 tazas de almidón de maíz (maicena) o de yuca, o harina sin gluten

2 tazas de pollo mechado

¾ taza de aceite de oliva

8 cucharadas de linaza molida (*flax seed*)

2 claras de huevo

1 yema, batida con gotas de agua, para barnizar

1 pizca de sal rosada

Cocina la yuca en agua caliente hasta que esté suave, pero firme. Escurre y elimina las fibras y haz un puré. Añade la sal rosada, el aceite, el almidón de maíz y la clara de huevo, y amasa bien. Debe quedar una masa compacta que no se pegue en tus manos. Si está muy húmeda, añade más almidón de maíz.

Divide la masa en dos. Cubre con una mitad el fondo de un molde previamente engrasado. Hornea a 390°F (199°C) por 10 minutos aproximadamente. Luego agrega el pollo mechado. Extiende la otra mitad de la masa sobre el pollo. Barniza con la yema de huevo.

Hornea de nuevo a 390°F (199°C) por unos 15 a 20 minutos, o hasta que esté dorado.

RINDE PARA ENTRE 6 Y 8 PERSONAS.

PIZZA DE CALABAZA

La pizza es uno de los platos favoritos de mi hijo. También he hecho esta masa de pizza con avena y con calabacín. En época de calabazas, se me ocurrió intentar hacer una masa de pizza con este ingrediente. Invité a mi hijo a que la preparáramos juntos y creo que eso fue clave para que le gustara, pues estaba orgulloso de su creación. Involucrar a nuestros niños en la preparación de las comidas nos ayudará mucho a incluir alimentos más sanos en su dieta, ya que así serán mejor recibidos.

PARA LA MASA:

½ taza de puré de calabaza (auyama, ahuyama)

½ taza de harina de avena

1 cucharada de aceite de coco

¼ cucharadita de bicarbonato de sodio

1 pizca de sal rosada

PARA LOS *TOPPINGS*:

Salsa napolitana, a gusto

Queso vegano, a gusto

Pavo, a gusto

Aceitunas negras, a gusto

Rúcula, a gusto

Vinagre balsámico, a gusto

En un bol, mezcla los ingredientes de la masa.

Con la ayuda de un rodillo, aplana la masa hasta obtener un disco delgado. Pincha la superficie con un tenedor.

Hornea por 15 minutos a 350°F (177°C). Saca la masa del horno y úntale la salsa napolitana. Coloca los demás *toppings*, excepto la rúcula y el vinagre balsámico. Vuelve a hornear a la misma temperatura, para gratinar. Al final, decora con la rúcula y el vinagre balsámico.

RINDE PARA 1 PERSONA.

HALLACA LIGERA

La hallaca, una especie de tamal o pastel envuelto en hoja de plátano o bijao, es un plato típico de Venezuela. Aquí he ideado una versión saludable, evitando grasas saturadas y salsas comerciales con alto contenido de sodio o carbohidratos. En realidad, es una opción muy nutritiva. Cada familia tiene su forma de hacerlas —yo solo quiero compartirles una idea, para que luego ustedes puedan darle su toque personal—. En otros países de América Latina se le llama tamal o pastel en hoja, aunque puede haber una que otra diferencia en los ingredientes y la preparación.

PARA EL RELLENO DE POLLO:

1 pechuga de pollo, sin piel, hervida y desmenuzada

Hojas de laurel

1 chayote, sin piel ni semillas, cortado en cuadritos

1 copa de vino tinto

½ taza de garbanzos cocidos

½ taza de agua

½ cebolla

1 diente de ajo, machacado

1 puerro (ajo porro)

1 pimiento (pimentón) rojo

1 pimiento (pimentón) verde

1 cucharadita de mostaza

1 cucharadita de aceite de oliva

1 pizca de sal marina

Cebollín (cebolleta, cebollino), a gusto

Ají dulce (ají cachucha, ají gustoso, ajicito), a gusto

Especias (cúrcuma; achiote, onoto o bija; ajo en polvo; pimentón o *paprika*), a gusto.

Alcaparras, a gusto

Aceitunas, sin semillas y rebanadas, a gusto

Uvas pasas, a gusto

PARA LA MASA:

1¼ tazas de agua o caldo de pollo, desgrasado

1 taza de harina de maíz

1 cucharada de aceite pintado de achiote (onoto, bija)

1 cucharadita de linaza molida (*flax seed*)

½ cucharadita de semillas de cáñamo (*hemp*)

½ cucharadita de semillas de chía

1 pizca de sal

PARA EL RELLENO DE POLLO:

Hierve la pechuga de pollo con tres dedos de agua y hojas de laurel, a fuego bajo y en un recipiente tapado, hasta que esté bien cocida (20 minutos, aproximadamente). Desmecha o desmenuza.

Corta todos los vegetales en cuadritos, excepto el chayote y los garbanzos, y cocínalos en una olla durante unos minutos.

Hierve los cubitos de chayote hasta que se ablanden. Incorpóralos, junto con los garbanzos, al guiso de pollo. Mezcla y cocina durante unos minutos más. Reserva.

PARA LA MASA:

En un bol, mezcla el agua (o caldo) con el resto de los ingredientes, agregando al final la harina de maíz. Amasa hasta obtener una masa suave y homogénea.

Toma una porción de la masa y extiéndela sobre una hoja de plátano rectangular, previamente engrasada con un poco de aceite de oliva. Coloca una porción del guiso en el centro. Dobla la hoja de plátano por los cuatro costados, envolviendo para que quede como un tamal cuadrado o rectangular. Amarra firmemente con hilo pabilo.

Hierve en agua por unos 15 a 20 minutos. Deja enfriar y guarda en la nevera. Disfruta con una buena porción de ensalada.

PARA OTRA VERSIÓN DE LA MASA, CON PLÁTANO VERDE:

2 plátanos verdes

2 cucharadas de linaza molida
  (*flax seed*)

2 cucharaditas de aceite de coco

2 cucharaditas de mostaza

2 cucharaditas de salsa de soya baja
  en sodio, o *Liquid Aminos* o *Coconut
  Aminos*

Jugo de limón, a gusto

Ajo, a gusto

Sal rosada, a gusto

Pela los plátanos verdes y lávalos con jugo de limón.

Ralla los plátanos, mezcla con el resto de los ingredientes, la consistencia de la "masa" no será tan firme, no te asustes, al momento de cocinarse tomará forma. Pon una porción sobre la hoja engrasada y esparce con las manos húmedas, pon el relleno, envuelve y amarra.

Hierve en agua por 45 minutos.

RINDE PARA 4 PERSONAS.

TOSTADAS DE QUINUA CON ENSALADA DE POLLO Y MELOCOTÓN

En Ecuador, la quinua es un alimento muy utilizado en la cocina. Usualmente se come en sopas, ensaladas u otros platillos. Un día tenía un poco de quinua en la nevera y quería utilizarla en un platillo diferente, así que preparé estas tostadas. Desde entonces, hago varias a la vez y las dejo listas en la nevera. Después solo tengo que calentarlas en el horno. También puedes congelarlas para usarlas cualquier otro día. En la planificación está la clave de un estilo de vida saludable.

PARA LAS TOSTADAS:

½ taza de quinua, cocida

1 cucharada de queso vegano tipo parmesano

1 cucharadita de linaza molida (*flax seed*)

1 yema de huevo

Hierbas italianas, a gusto

PARA LA ENSALADA:

1 pollo a la parrilla, cortado en cuadritos

1 melocotón, cortado en cuadritos

1 cucharadita de aceite de oliva

Almendras fileteadas, a gusto

Queso feta, a gusto

Rúcula, a gusto

Para hacer las tostadas, mezcla bien los ingredientes hasta formar una masa.

Sobre una lámina de película transparente, distribuye la masa en forma de discos delgados, con las manos humedecidas con un poco de aceite.

Tuesta cada disco sobre la sartén o plancha, o en el horno a 390°F (199°C).

Mezcla los ingredientes de la ensalada y coloca sobre las tostadas.

RINDE PARA 1 PERSONA.

QUINUA CREMOSA CON PESCADO

El delicioso plato que me inspiró a hacer esta creación saludable se llama Playa Chucuito. Lo probamos en nuestro restaurante favorito peruano en Miami, Doctor Limón, y quedamos extasiados con su sabor y textura.

1 taza de quinua (mezcla de quinua blanca y quinua roja), cocida

PARA EL PESCADO:

2 filetes de corvina

1 pizca de sal rosada

Ajo en polvo, a gusto

Perejil, a gusto

PARA LA SALSA:

1 taza de leche o crema de coco

1 pimiento (pimentón) amarillo, asado

1 cebolla, cortada en cuadritos

6 champiñones, picados

2 cucharadas de jugo de limón

1 cucharadita de ajo en polvo

1 cucharadita de cebolla en polvo

¼ cucharadita de pimentón (*paprika*) ahumado

1 pizca de chile en polvo (*red pepper, chili powder*)

1 pizca de sal rosada

Para la salsa, pasa por el procesador de alimentos el pimiento amarillo, la leche de coco y las especias.

En una sartén, saltea la cebolla y los champiñones. Añade la salsa y cocina por unos minutos. Luego añade la quinua, removiendo constantemente hasta que todo quede integrado y empiece a espesar.

Cocina el pescado a la parrilla o a la plancha. Sirve sobre la quinua cremosa.

RINDE PARA 4 PERSONAS.

ENSALADILLA DE PLÁTANO VERDE

La ventaja de compartir con una gran familia virtual amante de la cocina saludable es que te expones a miles de ideas fantásticas, como esta deliciosa ensalada. Una amiga virtual venezolana me envió esta receta familiar y me pidió que hiciera mi propia versión. ¡Es absolutamente fantástica!

1 zanahoria, rallada

1 taza de queso vegetal, rallado

1 taza de guisantes

1 plátano verde

1 pimiento (pimentón) amarillo, cortado en cuadritos

1 tomate, troceado

½ cebolla morada, cortada en cuadritos

1 puñado de cilantro, picado

Aceite de oliva y vinagre blanco, a gusto, para aderezar

1 pizca de sal rosada, para aderezar

1 pizca de pimienta, para aderezar

Cocina el plátano en agua hirviendo. Enfría en la nevera y rállalo bien.

Mezcla el plátano con el resto de los ingredientes. Adereza con aceite de oliva, vinagre blanco, 1 pizca de sal rosada y pimienta.

Sirve frío.

RINDE PARA ENTRE 4 Y 6 PERSONAS.

BOLLITOS PELONES

Esta es una receta típica de Venezuela. Es de esas muy criollitas con las que crecimos. Por ello realicé mi propia versión saludable, para que mi hijo también pueda disfrutar de ella de una manera mucho más nutritiva. Se los hago blancos o de espinaca, y le digo que son de "Hulk".

PARA LA MASA:

1¼ tazas de agua

1 taza de harina de maíz, cocida

1 cucharada de linaza molida
  (*flax seed*)

1 cucharadita de chía

1 pizca de sal rosada

PARA EL RELLENO:

1 taza de carne magra, molida y cocida

PARA LA SALSA:

5 tomates maduros

½ pimiento (pimentón), cortado en
  juliana

½ cebolla, cortada en juliana

1 pizca de pimentón (*paprika*)

1 pizca de ajo en polvo

1 chorrito de vinagre blanco

Sal, a gusto

Pimienta, a gusto

PARA LA MASA:

En un bol, coloca el agua y la sal rosada. Añade la harina, la chía y la linaza, mezcla y amasa. La masa debe quedar firme y homogénea.

Forma bolitas del tamaño de un pequeño puño y abre un huequito en el centro, con los dedos, para formar una cesta. Rellena con lo que quieras —los tradicionales están hechos con carne magra molida—. Cierra y dale forma de bola.

Coloca las bolitas en agua hirviendo y cocina por unos minutos, hasta que floten.

Acompaña con salsa.

PARA LA SALSA:

Licua los tomates con un poquito de agua. Reserva.

En una cacerola, saltea la cebolla y el pimiento con una cucharada de aceite de oliva, hasta que las cebollas se pongan transparentes. Agrega el tomate, el pimentón, el ajo en polvo, el vinagre, la sal y la pimienta.

Baña los bollitos calientes con esta salsa.

RINDE PARA 2 PERSONAS.

PASTEL DE PAPA RALLADA

Esta receta fue de esos primeros inventos que me fueron de mucha ayuda para emprender mi propio camino de transformación. Me encantó el resultado y lo hago constantemente en casa para toda la familia.

1 taza de salsa de tomate natural

1 papa

1 huevo + 1 clara

1 pizca de sal marina

Pollo mechado, o la proteína de tu
    preferencia, a gusto

Ajo en polvo, a gusto

Perejil deshidratado, a gusto

Queso pasteurizado, para gratinar

Ralla la papa, cruda sin piel, y exprime para sacar el exceso de agua. Condimenta con ajo en polvo, sal marina y perejil deshidratado.

Bate el huevo entero y la clara adicional. Cubre el fondo de un molde para horno previamente engrasado con la papa rallada y un poco del huevo batido.

Coloca una capa de relleno (la proteína de tu preferencia, ya sea pollo desmechado, carne magra molida o atún preparado con bastantes vegetales y condimentado con especias). Baña con la salsa de tomate.

Coloca otra capa de papa rallada y cubre de nuevo con huevo batido.

Finaliza con un poco de queso pasteurizado, bajo en grasa, o algún queso vegetal, como el de almendra.

Tapa el molde con papel aluminio y hornea por 30 minutos a 350°F (177°C). Luego remueve el papel aluminio y hornea unos minutos más, para gratinar.

RINDE PARA 1 PERSONA.

CHILI CON CARNE

Nos encanta la comida mexicana, aunque la verdadera solo la pruebas cuando viajas a ese hermoso país. En mis estudios de gastronomía, aprendí a preparar diferentes platos mexicanos, inspirada en ese sabor inigualable. Es una cocina tan amplia y versátil que fue declarada Patrimonio Inmaterial de la Humanidad. Cuando preparé esta receta en casa, a todos les encantó.

1 libra de carne magra, molida.

6 tomates maduros, sin piel, cortados
  en cuadritos

1 taza de frijoles rojos

½ taza de agua

½ cebolla

¼ pimiento (pimentón) rojo

¼ pimiento (pimentón) verde

1 diente de ajo, machacado

½ cucharadita de aceite de oliva

1 pizca de sal marina

Chile picante, a gusto

Achiote (onoto, bija), a gusto

Cebollín (cebolleta, cebollino), a gusto

Queso pasteurizado, bajo en sal,
  a gusto

Cilantro fresco, a gusto

Pimienta, a gusto

Nachos integrales, a gusto

Corta todos los vegetales en cuadritos pequeños. Colócalos en una sartén con el aceite de oliva y rehoga.

Agrega y mezcla la carne molida con la sal marina y la pimienta. Cuece la carne.

Agrega el agua y los frijoles rojos, previamente cocidos. Mezcla, tapa y cocina. Agrega un poco de achiote para mejorar el color.

Sirve con un poco de queso pasteurizado bajo en grasa o queso cheddar de almendra rallados, y un poco de cilantro fresco cortado.

PARA HACER NACHOS INTEGRALES:

Corta en triángulos unas tortillas de trigo integral, o bajas en carbohidratos, sin gluten. Frótalas con 1 cucharadita de aceite de oliva y espolvoréalas con cúrcuma, pimentón, 1 pizca de ajo en polvo, pimienta o chipotle, comino y sal marina.

Vuelve a frotarlas con aceite por ambos lados, colócalas sobre una bandeja previamente engrasada y hornéalas a 400°F (204°C) hasta que estén doradas.

RINDE PARA ENTRE 4 Y 6 PERSONAS.

TAMALES MEXICANOS EN HOJA DE MAÍZ

Probé esta delicia por primera vez cuando estaba realizando mis estudios de gastronomía. Me fascinó y llegué corriendo a casa a preparársela a mi hijo. Él quedó encantado y yo luego aproveché para incluirle más vegetales, rallando chayote o calabacín y agregándoselos a la masa. Los originales se hacen con maíz molido, por eso son mucho más ricos y naturales, pero esta versión es más fácil de recrear en casa.

PARA LA MASA:

1 taza de harina de maíz amarillo, orgánico
1 taza de granos de maíz, procesados
1 calabacín (o 1 chayote), crudo, rallado
½ taza de agua tibia, o caldo de ave desgrasado
4 hojas de maíz, cocidas al vapor
1 cucharadita de linaza molida (*flax seed*)
1 cucharadita de polvo para hornear o bicarbonato
1 pizca de sal marina

PARA EL RELLENO:

2 cucharadas de carne magra, molida y preparada con tomate, ajo, ají dulce (ají cachucha, ají gustoso, ajicito), cebolla y pimiento.
Salsa napolitana o salsa de tomate natural, a gusto
Queso vegano o bajo en sal, a gusto

Para el relleno, mezcla la carne, la salsa de tomate y el queso en un bol. Reserva.

En otro bol, coloca el agua, la sal marina, el calabacín, la linaza, el polvo para hornear, la harina de maíz y el maíz procesado. Mezcla utilizando la punta de los dedos. Con una cuchara, extiende una porción de la masa sobre las hojas de maíz. Coloca una cucharada de relleno y un poco de queso en el centro. Envuelve con las hojas en forma de tamal, asegurándote de que quede bien cerrado, y ata con hilo pabilo para que no entre agua al hervir.

Cocina al vapor o en agua hirviendo por unos 30 minutos.

RINDE PARA 4 PERSONAS.

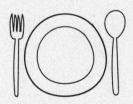

Cenas

Ensaladas, ceviches y
otras opciones
ligeras para acabar el día

CANASTAS DE CHAYOTA CON POLLO *CAPRESE*

En la República Dominicana se consume mucho la chayota (tayota o chayote), una verdura muy nutritiva. En mi tarea de introducir más vegetales en la alimentación de mi hijo, me inventé esta receta, y llegó a formar parte de algunos de los talleres de cocina que dicté en Barranquilla.

2 chayotas (chayote, tayota), peladas, ralladas y exprimidas para remover el exceso de agua

½ pechuga de pollo, cortada en cubos

1 tomate, cortado en cubos

1 huevo

1 cucharada de queso parmesano o levadura nutricional

1 diente de ajo

1 pizca de tomillo

1 pizca de perejil

1 pizca de ajo en polvo

1 pizca de cebolla en polvo

PARA EL PESTO:

4 cucharadas de aceite de oliva

2 ramilletes de hojas de albahaca fresca

2 cucharadas de piñones, maní o almendras

1 diente de ajo

Sal marina, a gusto

Queso de almendra o bajo en grasa, a gusto

En un bol, mezcla la chayota con el huevo batido, el ajo en polvo, la cebolla en polvo y el queso parmesano.

Cubre con la mezcla un molde de *cupcake* previamente engrasado, formando una especie de canasta.

Hornea a 350°F (177°C) hasta que estén firmes.

En una sartén, saltea el pollo, condimentándolo con un poco de sal marina y las especias. Cocina a fuego medio, removiendo constantemente. Por último agrega el tomate y continúa la cocción.

Mientras, prepara un pesto de albahaca, triturando en el procesador de alimentos las hojas de albahaca con 1 pizca de sal marina, piñones o maní tostado, ajo y aceite de oliva.

continúa en la próxima página

En cuanto el tomate se haya integrado bien y el pollo esté listo, retira la sartén del fuego y agrega dos cucharadas de pesto. Mezcla bien.

Rellena las canastas de chayota con el pollo. Cubre con un poco de queso de almendra, o bajo en grasa, y lleva al horno solo para gratinar.

RINDE PARA 2 PERSONAS.

PASTEL MONTADO TRICOLOR

Esta llamativa y deliciosa opción la creé inspirada en la famosa causa limeña. Si tienes una fiesta o reunión en casa, podría ser una excelente opción para sorprender a tus invitados.

1 calabaza (auyama, ahuyama)

1 cebolla blanca

1 cabeza de coliflor

1 cabeza de brócoli

1 cucharadita de mantequilla
    clarificada o ghee

1 cucharadita de yogur griego

Sal marina, a gusto

Canela, a gusto

Jengibre en polvo, a gusto

Pimienta, a gusto

PARA EL PURÉ DE CALABAZA:

Coloca la calabaza sobre una bandeja, con la piel hacia arriba, y hornea a 350°F (177°C) por 40 minutos, o hasta que esté blanda. Retira la pulpa, tritura con el tenedor y condimenta con una pizca de sal marina, canela y jengibre.

PARA EL PURÉ DE COLIFLOR:

Coloca la coliflor y la cebolla en una bandeja y hornea a 400° F (204°C) por unos 15 minutos, o hasta que se ablanden. Pásalas por la licuadora o el procesador de alimentos para hacerlas puré. Condimenta con una cucharadita de mantequilla clarificada (o ghee), una pizca de sal marina y pimienta.

PARA EL PURÉ DE BRÓCOLI:

Cocina el brócoli en una sartén con solo un dedo de agua durante 3 minutos, hasta que esté al dente y su color sea verde brillante. Retira del fuego, escurre y procesa en la licuadora o el procesador de alimentos. Añade una cucharadita de yogur griego, sal marina y pimienta.

Para servir, utiliza un molde para cortar galletas de forma circular (puedes utilizar una lata de atún, limpia y abierta por ambos lados), alternando capas de cada puré con la proteína de tu preferencia. Puedes usar pollo desmechado o molido, pavo molido, carne molida, atún o pescado.

RINDE PARA 1 PERSONA.

PICCATA DE POLLO

En los días en que quería comer el pollo de otra manera, después de ver uno de los programas de televisión de cocina que me encantaban preparé esta receta, inspirada en la gastronomía argentina. Se convirtió en una de esas recetas que cautivó el paladar de mi esposo, acercándolo a mi nueva manera de cocinar saludable.

1 pechuga de pollo	Jugo de 2 limones, y su ralladura
1 cebolla, cortada en cuadritos	1 pizca de sal marina
1 ajo, machacado	Alcaparras, a gusto
2 cucharaditas de aceite de oliva	Pimienta, a gusto
1 cucharadita de yogur griego	Perejil fresco, a gusto

Coloca la pechuga de pollo en una bolsa de plástico tipo Ziploc junto con el jugo de un limón, el aceite de oliva, una pizca de sal marina y un poco de ralladura de limón. Deja marinar.

En una sartén antiadherente, saltea la cebolla y el ajo con una cucharadita de aceite de oliva. Agrega la pechuga de pollo y cocínala hasta que esté dorada. Añade un poco de agua, el jugo del otro limón, las alcaparras y la pimienta. Tapa y cocina por unos 15 minutos.

Al retirar del fuego, puedes añadir 1 cucharadita de yogur para espesar la salsa. Decora con perejil picado finamente.

RINDE PARA 1 PERSONA.

CHAMPIÑONES RELLENOS

Estando en casa en Maracaibo, siempre recibía a amigos de visita. Un día abrí la nevera y vi que tenía un pollo hervido mechado, unos champiñones y algunos vegetales. En ese momento se me ocurrió este plato, que se convirtió en un delicioso aperitivo y una buena merienda.

8 champiñones enteros, sin el tallo

PARA EL DIP DE POLLO:

1 taza de pollo, hervido y desmechado

4 cucharadas de yogur griego

3 cucharadas de queso feta

1 cucharadita de mostaza

1 pizca de sal marina

1 pizca de pimienta

Cebollín (cebolleta, cebollino), a gusto

Limpia bien los champiñones y cocina en la sartén varios minutos por cada lado.

En un bol, mezcla todos los ingredientes del dip de pollo y rellena los champiñones.

Sírvelos fríos con un poco de cebollín.

RINDE PARA 2 PERSONAS.

PASTEL DE BERENJENA

Este pastel lo preparé por primera vez para mis amigas de la universidad, y más adelante hice algunos cambios en la receta para hacerla más ligera. A mí me encanta la berenjena, más que a mi esposo, pero conmigo y con este tipo de preparaciones aprendió a comerla. Es una excelente manera de incorporar este vegetal que, aunque no sea el más popular, si se cocina bien, ¡puede resultar fabuloso!

2 berenjenas medianas

PARA LA SALSA DE TOMATE NATURAL:

5 tomates, sin piel

1 o 2 sobres de edulcorante (Stevia o el que prefieras)

1 pizca de pimienta

Sal marina, a gusto

Orégano, a gusto

Albahaca, a gusto

PARA EL RELLENO:

1 lata grande de atún

1 huevo

½ cebolla

½ pimiento (pimentón)

Pimentón (*paprika*), a gusto

1 diente de ajo, machacado

Queso vegano o bajo en sal, a gusto

Sal marina, a gusto

Lava y corta las berenjenas en rebanadas de 2 a 3 centímetros. Unta la sal rosada y deja reposar por unos 15 a 30 minutos.

Lava el exceso de sal y seca con un papel absorbente. Cocina en una sartén o parrilla hasta dorar bien por ambos lados. También puedes hornear la berenjena sobre una bandeja cubierta con papel aluminio previamente engrasado, 10 minutos por cada lado. Reserva.

PARA LA SALSA DE TOMATE NATURAL:

Licúa los tomates y cuela las semillas. Vierte en una sartén y agrega sal marina, orégano, albahaca, 1 o 2 sobres de edulcorante (para cortar la acidez) y un toque de pimienta. Cocina por unos 30 minutos a fuego medio, o hasta que la salsa espese. Reserva.

PARA EL RELLENO:

Saltea los vegetales con un poco de aceite de oliva, hasta que la cebolla cristalice. Añade el atún y un poco de la salsa de tomate. Mezcla bien.

PARA ARMAR EL PASTEL:

En un recipiente previamente engrasado con aceite en aerosol, coloca un poco de huevo batido. Coloca encima una capa de rebanadas de berenjena, una capa de atún y una capa de queso. Repite en este orden hasta culminar con una última capa de berenjena. Cubre con el resto del huevo batido, un poco de la salsa de tomate y queso.

Cubre con papel aluminio y hornea por 15 minutos a 350°F (177°C). Luego destapa y cocina unos 10 minutos más, hasta gratinar.

RINDE PARA 2 PERSONAS.

TARTALETA DE SALMÓN

A mi hijo no le gusta el salmón, así que se lo preparo de mil maneras, siempre desmenuzado para que no le vea la forma, y le digo que es atún rojo. ¡Estas son las estrategias de las mamis para alimentar a nuestros hijos! El salmón posee muchísimos nutrientes, entre ellos omega 3. Hoy en día, ¡mi hijo dice que el atún rojo es más rico que el normal!

PARA LA MASA:

1 taza de harina de almendras

¾ taza de harina de coco

½ taza de agua helada

4 cucharadas de aceite de coco, frío y con consistencia sólida o pastosa

1 huevo

1 cucharadita de sal marina

PARA EL RELLENO:

½ taza de salmón, ahumado o cocido y desmenuzado.

½ taza de brócoli, cocido al vapor

2 huevos

4 cucharadas de queso feta o de cabra

4 cucharadas de requesón (queso ricota)

½ cucharadita de eneldo

PARA LA MASA:

Coloca todos los ingredientes secos en un bol. Une con los dedos el aceite de coco y las harinas. Amasa hasta que obtengas una consistencia similar a las migas de pan. Añade el huevo y el agua, poco a poco, hasta obtener una masa compacta.

Forra un molde de tartaleta con la masa, pincha el centro con un tenedor y hornea a 350°F (177°C) por unos 10 minutos.

PARA EL RELLENO:

Mientras se cocina la masa, bate en un bol los huevos junto a los quesos y añade el resto de los ingredientes del relleno. Mezcla bien.

Vierte el relleno sobre la base de la tartaleta horneada. Hornea de nuevo hasta que el huevo cuaje y, al pinchar con un cuchillo, este salga limpio.

RINDE PARA ENTRE 3 Y 4 PERSONAS.

ALBÓNDIGAS DE BERENJENA

Desde la adolescencia, en esa búsqueda por querer alimentarme mejor, quise ser vegetariana. Tomé un curso sobre comida vegetariana que me encantó e, inspirada en las albóndigas de carne, inventé esta receta que rinde homenaje tanto a mi amor por las albóndigas como a mi amor por la comida vegetariana.

1⅓ tazas de harina de almendras

1 libra de berenjena, cortada en trozos

1 taza de tomates enteros, pelados

½ taza de queso parmesano rallado

4 onzas de queso mozzarella, cortado en 12 cuadrados

¼ taza de aceite de oliva extra virgen

1 diente de ajo, machacado + 2 dientes en rodajas

1 clara de huevo grande

1 pizca de pimentón (*paprika*)

Chile en polvo (*red pepper, chili powder*), a gusto

Sal marina, a gusto

Pimienta, a gusto

Precalienta el horno a 350°F (177°C).

Sazona los trozos de berenjena con sal marina y colócalos en un colador por al menos 15 minutos. Enjuaga y exprime para eliminar todo el exceso de líquido. Seca con papel absorbente.

Coloca la harina de almendras en una bandeja y tuéstala en el horno por 5 minutos. Deja enfriar.

Rocía los trozos de berenjena con aceite en aerosol y cocina en el *Air-Fryer* por al menos 15 minutos, u hornea sobre una bandeja a 390°F (199°C) hasta que estén cocidas.

En un procesador de alimentos, mezcla la berenjena, la harina de almendras, el queso parmesano y el diente de ajo hasta obtener una masa homogénea.

Pasa esta mezcla a un bol, añade sal marina, pimienta y la clara de huevo. Deja enfriar unos 30 minutos.

continúa en la próxima página

Forma 12 bolitas y cúbrelas con harina de almendras.

Coloca sobre una bandeja y cocina en el horno o en el *AirFryer* a 390°F (199°C) por alrededor de 7 minutos, hasta que estén doradas.

Calienta una sartén con un poco de aceite de oliva, agrega las rebanadas de ajo y remueve hasta que estén doradas. Añade el tomate triturado, el chile en polvo y una pizca de sal marina. Lleva a ebullición.

Coloca las albóndigas en un recipiente para hornear y báñalas con la salsa de tomate. Cubre cada albóndiga con un cuadrado de queso mozzarella y hornea hasta gratinar.

RINDE PARA 2 PERSONAS.

ENROLLADO DE BERENJENA

Ya les he comentado que la berenjena es un alimento muy nutritivo que debemos incluir en nuestra alimentación. Es bajísima en calorías y muy versátil para cocinar. Pero muchas personas no se atreven a comerla porque piensan que no sabrán prepararla o que tendrá un sabor amargo. Les cuento que esta receta les demostrará lo contrario. Es una de mis viandas favoritas, pues ayuda mucho en la organización y planificación de tus comidas, ya que puedes prepararla y conservarla en la nevera, lista para servir en varias comidas.

PARA LA CAPONATA DE ATÚN:

1 pimiento (pimentón) verde

1 pimiento (pimentón) rojo

1 pimiento (pimentón) amarillo

1 cebolla

1 tallo de apio (*celery*)

1 lata grande de atún

¼ taza de aceitunas verdes, sin semilla

¼ taza de pasta de tomate natural

6 cucharadas de vinagre de vino blanco o de manzana

2 cucharadas de arándanos

1 puñado de alcaparras

1 cucharadita de aceite de oliva

1 sobre de edulcorante (Stevia o el que prefieras)

1 pizca de pimienta

Sal marina, a gusto

PARA EL ENROLLADO:

3 berenjenas

Aceite de oliva

1 pizca de sal marina

1 pizca de pimienta

Corta la berenjena en rebanadas de medio centímetro de espesor y sazona con 1 pizca de sal marina y pimienta. Reserva.

PARA LA CAPONATA DE ATÚN:

Para preparar la caponata de atún, corta en cuadritos pequeños la cebolla, los pimientos y el apio, y saltea en una sartén cubierta con aceite en aerosol. Escurre las alcaparras y las aceitunas, y agrega junto con los arándanos y el concentrado de tomate. Espolvorea con el edulcorante y una pizca de sal marina. Incorpora el vinagre y continúa la cocción hasta que este se evapore y obtengas una mezcla amalgamada. Agrega el atún y mezcla bien. Reserva.

continúa en la próxima página

Seca las láminas de berenjena con papel absorbente y cocina con aceite de oliva en una sartén, por ambos lados. Luego extiende en dos hileras sobre un amplio trozo de película transparente, una encima de la otra.

Cubre con la caponata de atún y enrolla con cuidado, con ayuda de la película transparente. Lleva al refrigerador por unos minutos.

Corta en porciones y sirve con un poco de rúcula.

RINDE PARA 6 PERSONAS.

ENVUELTOS DE CALABACÍN

Por las noches solemos llegar a casa con mucha hambre, y eso no nos deja pensar bien en qué comer. Un día que llegué a casa y tenía un pollo listo en la nevera, pensé en hacer algo diferente. Lo llevé a la licuadora y el resultado fue increíble: una especie de paté. Me pareció genial, porque el paté original es con hígado de pollo, que nunca me gustó. Este paté de pollo te gustará como aperitivo, acompañado con pan tostado o torticas de arroz inflado, o como relleno de estos ricos envueltos de calabacín.

PARA EL PATÉ DE POLLO:

1 pechuga de pollo

1 taza de fondo o caldo de ave, o agua

½ cebolla

½ pimiento (pimentón) rojo

¼ puerro (ajo porro)

2 cucharadas de requesón (queso ricota) de cabra, o requesón sin sal

1 cucharadita de aceite de oliva

1 diente de ajo, machacado

1 pizca de sal marina

1 pizca de pimienta

1 pizca de tomillo

1 pizca de perejil

1 pizca de pimentón

1 pizca de ajo en polvo

1 pizca de cebolla en polvo

Albahaca fresca, a gusto

PARA LOS ENVUELTOS:

1 calabacín, rebanado en finas lonjas cortadas a lo largo con una mandolina o pelador de papas

1 pizca de sal marina

Hierbas italianas, a gusto

Condimenta las lonjas de calabacín con una pizca de sal marina, pimienta y hierbas italianas. Deja reposar por unos minutos. Cocina brevemente cada lonja sobre la sartén. Reserva.

PARA EL PATÉ DE POLLO:

En una sartén, coloca una cucharadita de aceite de oliva y saltea la cebolla, el puerro, el ajo y el pimiento.

En cuanto cristalice la cebolla, añade la pechuga de pollo, cortada en cuadritos, y las especias. Cocina hasta dorar bien.

continúa en la próxima página

Agrega la albahaca fresca y el fondo de ave, tapa y cocina a temperatura media por 15 minutos.

Destapa y deja evaporar un poco el líquido. Remueve constantemente durante 15 minutos.

Lleva el pollo, las verduras y el requesón al procesador de alimentos, y procesa hasta lograr una crema.

PARA FORMAR LOS ENVUELTOS:

Coloca una lonja de calabacín sobre otra, en forma de cruz. Coloca el relleno en el centro y dobla los cuatro extremos. Puedes sujetarlos con un palillo.

Puedes acompañarlos con salsa de tomate natural.

#JOHATIP: *Este paté de pollo te puede servir para rellenar cualquier otra comida, como tomates, berenjenas, rollitos de repollo, rollitos de lechugas, empanadas, arepas, pasteles de papa y más.*

RINDE PARA 1 PERSONA.

ENSALADA DE RUEDAS

La ensalada de ruedas o, como la llama mi suegra, la "ensalada de plato", es una excelente opción para acompañar cualquier comida, y si quieres hacerla aún más ligera solo sustituye la papa por chayota cocida.

1 cama de lechuga romana
  (americana, redonda)
1 zanahoria, hervida
1 remolacha (betabel), hervida
1 papa, hervida o al vapor
1 chayota (chayote, tayota), sin
  cascara ni semilla, hervida

2 huevos, cocidos
Cebolla, a gusto
Tomate, a gusto
Rábano (opcional)

Corta las viandas y vegetales en ruedas o rebanadas, excepto la lechuga.

Coloca la lechuga en un plato redondo y acomoda encima el resto de los ingredientes, colocándolos parcialmente uno sobre otro en forma circular.

Acompaña con un aderezo de mayonesa vegana (ver Salsas y aderezos), o con tu aderezo favorito.

RINDE PARA 3 PERSONAS.

PICO DE MANGO

En Venezuela teníamos la costumbre de reunirnos todos los fines de semana para hacer algún asado o comida especial y recibir amigos y familiares. ¡Pero no era excusa para dejar de preparar nuestros platos saludables! Uno de esos fines de semana, aprovechando la cosecha de mangos, preparé esta rica ensalada.

5 tomates

2 mangos grandes pintones (más verdes que maduros)

1 cebolla morada grande

1 puñado de cilantro

5 o 6 limones pequeños

1 pizca de sal

1 pizca de pimienta

1 cucharada de aceite de oliva

Corta en cuadritos pequeños los tomates, los mangos y la cebolla, y pica el cilantro finamente. Mezcla bien todos los ingredientes y adereza con el jugo de limón, la sal, el aceite de oliva y la pimienta.

RINDE PARA 4 PERSONAS.

TIRADITO DE PULPO

Esta receta la realicé por primera vez cuando estaba estudiando alta cocina, inspirada en la fantástica cocina peruana. Es uno de mis platos favoritos, ya que amo los frutos del mar. Yo le puse, como siempre, un toque muy personal y me encantó el resultado.

3 tentáculos grandes de pulpo

1 pimiento (pimentón) rojo

½ aguacate

2 cucharadas de alcaparras bebés

2 cucharadas de mezcla de semillas de marañón (merey), pistachos y nueces, picaditas

Jugo de 2 limones

1 cabeza de ajo

1 pizca de sal marina

Pimienta, a gusto

Rúcula, para servir

Limpia los tentáculos de pulpo y retira el excesos de piel. Para cocinar el pulpo, debes "asustarlo", es decir, sumergirlo en agua hirviendo, metiéndolo y sacándolo rápidamente 6 veces. En la última sumersión, puedes dejarlo dentro del agua y cocinarlo por 6 minutos.

Saca los tentáculos y báñalos con agua fría.

Rebana el pulpo finamente, con un cuchillo bien afilado y mucha paciencia. Coloca y arregla a tu gusto las rebanadas en un plato de servir.

Asa el pimiento en el horno, la parrilla o la estufa, a fuego alto, hasta que la piel esté bien quemada.

Luego introdúcelo por unos minutos dentro de una bolsa plástica o un recipiente con tapa. En cuanto se enfríe, retira la piel y las semillas. Reserva.

Hornea la cabeza de ajo envuelta en papel aluminio, o cocínala sobre la parrilla por unos 30 minutos, o hasta que esté blanda.

En un procesador de alimentos o licuadora, muele el pimiento asado y los dientes de ajo blandos, y condimenta con sal marina, jugo de limón y pimienta. Por último, añade las alcaparras y procesa unos minutos más.

Vierte la salsa sobre el tiradito de pulpo. Sírvelo frío.

RINDE PARA 2 PERSONAS.

MOQUECA

Me fascina descubrir, disfrutar y transformar platos de diferentes culturas, dándoles mi toque personal y resaltando los nutrientes de cada ingrediente. Este plato es típico de la cocina brasileña, y bastó con que lo probara una vez para que quisiera recrearlo en casa.

1 filete de pescado (robalo o dorado)

1 cebolla, cortada en pluma

1 pimiento (pimentón) verde, asado y cortado en juliana

1 pimiento (pimentón) rojo, asado y cortado en juliana

2 tomates, cortados en rodajas

½ taza de leche de coco, natural

½ taza de caldo de pescado o de camarón

1 pizca de cúrcuma

Jugo de 1 limón

Cilantro, cortado finamente, a gusto

Sal marina, a gusto

Pimienta, a gusto

1 cucharada de aceite de oliva

En una sartén, calienta el aceite de oliva y cocina los tomates y la cebolla a fuego medio, hasta que la cebolla cristalice.

Luego incorpora el filete de pescado, previamente salpimentado, sobre los tomates y la cebolla.

Baña el pescado con jugo de limón, añade los pimientos y cocina sin remover para que el pescado mantenga su firmeza. Al cabo de un rato, añade el caldo de pescado o camarón, la leche de coco y una pizca de cúrcuma, previamente mezclados. Cocina un poco más.

Sirve con cilantro y acompaña con unas rodajas de tomate fresco.

#JOHATIP: *Para hacer el caldo de camarón, hierve las conchas y cabezas de camarones junto con el espinazo de un pescado, apio, zanahoria, cebolla y puerro. Cocina por bastante tiempo y luego cuela. Es un caldo que puedes hacer de antemano y congelar.*

RINDE PARA 1 PERSONA.

ENSALADA DE FRIJOLES

En uno de esos fines de semana en los cuales me gustaba preparar sorpresas culinarias para mi familia y amigos, preparé esta deliciosa receta para acompañar nuestro asado. El resultado me encantó: esta ensalada es muy fresca, deliciosa y saludable.

2 tomates, cortados en cuadritos

1 puñado de espinaca, cortada en juliana

1 cebolla morada, cortada en cuadritos

1 aguacate, cortado en cuadritos

1 calabacín, cortado en cuadritos y sellado en la sartén

1 taza de maíz cocido

1 taza de frijoles negros (caraotas), cocidos en agua hirviendo

Cilantro, cortado bien pequeño, a gusto

Vinagre de vino, a gusto, para aderezar

Jugo de limón, a gusto, para aderezar

Sal marina, a gusto, para aderezar

Pimienta, a gusto, para aderezar

Coloca todos los ingredientes en un bol, mezcla y adereza con vinagre de vino, aceite de oliva, sal y pimienta.

RINDE PARA 4 PERSONAS.

ENSALADA DE REPOLLO

En varios países latinoamericanos, esta ensalada es típica de la época navideña. Lo más bonito es que cada familia le da su toque especial y lo convierte en tradición, pasando de generación en generación.

5 tazas de repollo, rallado

2 tazas de pollo (o gallina), hervido y mechado

2 zanahorias, cocidas y cortadas en cuadritos

2 chayotas (chayote, tayota), cocidas y cortadas en cuadritos

4 huevos duros, cortados en cuadritos

½ cebolla, rallada

1 pizca de sal

1 pizca de pimienta

Guisantes, a gusto

Uvas pasas rubias, a gusto

Nueces, a gusto

Mayonesa vegana (ver Salsas y aderezos), a gusto

Aceite de oliva, a gusto

Mezcla todos los ingredientes en un bol y adereza.

Sirve bien fría.

RINDE PARA 4 PERSONAS.

ENSALADA "SOLTERITO"

La primera vez que visité Carolina del Norte, estaba de gira por Estados Unidos realizando talleres de cocina saludable gracias a la ayuda de una de mis amigas virtuales —mis cómplices, como siempre— que me ayudó a organizarla. Fue mi amiga Mercedes quien me enseñó esta deliciosa ensalada. La preparamos juntas y desde entonces se volvió parte de mi menú. Inspirada en una ensalada típica peruana llamada Solterito, esta versión es muy sencilla, refrescante y deliciosa. No indico la medida de ningún ingrediente, agrega la cantidad que quieras, según tu gusto.

Vainas de soja (*edamame*), crudas

Maíz peruano, crudo, en granos

Tomate, cortado en cuadritos

Pimiento (pimentón) rojo, cortado en cuadritos

Cebolla morada, cortada en cuadritos

Queso feta

Jugo de limón

Vinagre de vino o vinagre blanco

Sal rosada

Pimienta

Cocina las vainas de soja y el maíz en agua hirviendo. Deja enfriar. Luego mézclalos con el resto de los vegetales y el queso feta. Condimenta con vinagre, limón, sal y pimienta.

RINDE PARA 4 PERSONAS.

ENSALADA DE GARBANZOS

Cuando le estaba enseñando a mi hijo a comer saludable, le presentaba todo lo que le gustaba en ensalada. A él le encantan los garbanzos y de allí nació esta ensalada fresca, divertida y deliciosa.

1 taza de garbanzos

1 taza de coliflor, cocida al vapor

1 tomate, cortado en cuadritos

½ cebolla, cortada en cuadritos pequeños

2 cucharadas de yogur griego

1 pizca de sal marina

1 pizca de pimienta

Perejil, picado, a gusto

Hojas de menta, cortadas en julianas, a gusto

Pon los garbanzos en remojo el día anterior. Escurre y cocínalos en abundante agua, hasta que estén blandos. Cuela y mezcla con el resto de los ingredientes en un bol. Añade el yogur, la sal y la pimienta.

RINDE PARA ENTRE 2 Y 3 PERSONAS.

ENSALADA DE CALABACÍN AMARILLO

Para cenar, prefiero los platos más ligeros, puesto que ya nuestro sistema digestivo, al igual que nuestro cuerpo, se dispone a descansar. Me gusta combinar alguna porción de proteína con una crema de vegetales o una ensalada. Los sabores de esta ensalada en particular me recuerdan al ácido sabor del mango con sal que tanto comía cuando era niña.

1 pechuga de pollo, cocida a la plancha

1 calabacín amarillo

1 pimiento (pimentón) amarillo, cortado en cuadritos

1 aguacate pequeño, cortado en cuadritos

½ cebolla, cortada en cuadritos

1 cucharadita de vinagre de manzana

Cilantro, picado finamente, a gusto

Jugo de limón, a gusto

Sal, a gusto

Pimienta, a gusto

Comino, a gusto

Hojas de lechuga, para servir

Lava y ralla el calabacín. Colócalo en un bol y mezcla con el resto de los ingredientes. Condimenta y sirve sobre hojas de lechuga.

RINDE PARA 1 PERSONA.

ENSALADA DE TACO

La comida mexicana nos encanta —sus ingredientes son sencillos, frescos y perfectamente combinados—. Para una cena ligera, esta opción es fantástica, colorida, llena de sabor y sumamente balanceada.

1 taza de pavo, cocido, molido y condimentado a gusto con pimiento rojo y verde, cebolla, ajo, tomate, ajo en polvo, orégano, comino, pimentón y sal rosada

2 cucharadas de queso rallado, bajo en sal

2 cucharadas de yogur griego

1 cucharadita de aceite de oliva + a gusto

Pico de gallo (1 tomate, 1 cebolla, cilantro, aceite de oliva y limón a gusto)

Guacamole (1 aguacate, sal, pimienta, ajo en polvo, chile en polvo, y aceite de oliva, a gusto)

Combinación de lechugas, espinaca y rúcula a gusto, para servir

PARA EL PAVO:

Saltea los vegetales en una cucharadita de aceite de oliva. Añade el pavo y mezcla bien. Tapa y cocina, removiendo regularmente, por unos 15 minutos.

PARA EL PICO DE GALLO:

Corta el tomate y la cebolla en cuadritos. Corta el cilantro finamente. Mezcla todos los ingredientes y adereza con una pizca de sal, aceite de oliva y jugo de limón.

PARA EL GUACAMOLE:

Tritura el aguacate y condimenta con una pizca de ajo en polvo, sal rosada, aceite de oliva, chile en polvo y una cucharada de pico de gallo.

Para armar la ensalada, coloca una cama de la combinación de ensalada de hojas verdes en un plato hondo y sirve sobre ella el pavo, el pico de gallo, el guacamole, queso y yogur.

RINDE PARA 1 PERSONA.

ENSALADA ROJA

Siempre digo: no tienes que dejar de comer lo que te gusta, sino aprender a prepararlo y combinarlo mejor. Esta ensalada queda espectacular. Mi mamá me la hacía cuando era pequeña, y esta es mi versión saludable. Lleva remolacha, que le da su hermoso color. Solo debes acompañarla con alguna porción de proteína para convertirla en una comida balanceada.

2 tazas de repollo blanco

½ taza de repollo morado

2 huevos duros, cortados en cuadritos

1 remolacha (betabel)

1 zanahoria, rallada

1 tomate, cortado en cuadritos

2 cucharadas de mayonesa vegana
   (ver Salsas y aderezos)

1 cucharadita de aceite de oliva

1 cucharadita de vinagre de manzana

1 cucharadita de mostaza

1 pizca de sal

1 pizca de pimienta

Uvas pasas, a gusto

Cilantro, a gusto

Cocina la remolacha en agua hasta que esté blanda. Luego quítale la piel y córtala en cuadritos. Mézclala con el repollo blanco y morado, la zanahoria, el tomate, la cebolla y los huevos picados.

Adereza bien con mayonesa vegana, una cucharadita de aceite de oliva, vinagre de manzana, mostaza, sal y pimienta.

Decora con uvas pasas y cilantro.

RINDE PARA 4 PERSONAS.

ENSALADA DE CAMARONES

Para la cena, necesitamos platos fáciles de hacer, pero que sean saludables, como esta delicia. En unos pocos minutos puedes tener lista esta cena que es todo un manjar. ¡Tienes que probarla! Si no tienes camarones, puedes usar cualquier otra proteína.

1 libra de camarones

2 hojas de laurel

1 tomate, cortado en cuadritos

6 zanahorias pequeñas (*baby carrots*), cortadas finamente

¼ cebolla, cortada en cuadritos

Jugo de 1 limón

Cilantro, picado, a gusto

Aceite de oliva, a gusto

Sal, a gusto

Col rizada pequeña (berza, *kale*), para servir

PARA LA SALSA ROSADA*:

2 cucharadas de yogur griego

1 cucharada de salsa de tomate, sin azúcar

1 cucharada de mostaza

1 pizca de sal

1 pizca de pimienta

Mezclar bien todos los ingredientes.

Hierve los camarones con las hojas de laurel por unos 3 minutos y luego báñalos en agua fría. Pélalos y córtalos a la mitad. Colócalos en un bol y mezcla con los demás ingredientes de la ensalada.

Sirve sobre una cama de col rizada y baña con salsa rosada.

RINDE PARA 2 PERSONAS.

PASTELITOS DE POLLO Y CALABAZA

¿Es posible hacer una masa de pastel con pura proteína? ¡Claro que sí! Este tipo de recetas son las que podemos preparar con anticipación y mantener en el congelador, listas para hornear. En mi ciudad, los pastelitos son una comida muy típica, de ahí vino mi idea de hacerlos de esta manera.

⅓ libra de pechuga de pollo

¼ taza de puré de calabaza (auyama, ahuyama) horneada

1 huevo, batido

2 cucharadas de harina de almendras

1 cucharada de queso, bajo en grasa

1 cucharada de linaza molida (*flax seed*)

1 cucharada de coco rallado

1 cucharada de ajonjolí (semillas de sésamo)

1 cucharada de maní triturado

1 pizca de cebolla en polvo

1 pizca de ajo en polvo

1 pizca de perejil

1 pizca de estragón

1 pizca de pimienta

Sal marina, a gusto

Hojas de espinaca, a gusto

Canela en polvo, a gusto

Corta la pechuga de pollo en trozos y muélelos en un procesador de alimentos. Condimenta con las especias y la sal marina.

Divide el pollo triturado en dos porciones pequeñas. Extiende sobre una película transparente colocada sobre una superficie plana. Humedece tus dedos con un huevo batido y aplana en forma de círculo ambas porciones de masa.

En el centro de uno de los círculos, coloca una cucharada de puré de calabaza, 1 pizca de sal marina, canela en polvo y el maní triturado. Luego coloca 1 hoja de espinaca y una cucharada de queso. Cubre con el otro círculo de pollo y sella bien los bordes con los dedos.

Mezcla en un pequeño bol la harina de almendras, el coco rallado, la linaza y el ajonjolí. Pasa el pastelito primero por huevo batido y luego por la mezcla de harina.

Lleva al horno sobre una bandeja previamente engrasada a 400°F (204°C) por unos 20 minutos, o hasta que esté bien dorado.

RINDE PARA 1 PERSONA.

ALBÓNDIGAS DE CAMARÓN

En mi ciudad natal, había un restaurante, pasando el puente sobre el lago Maracaibo, al que mi papá nos solía llevar. Allí comíamos unas empanadas de camarón que me encantaban y siempre me pregunté si podría hacer unas albóndigas de camarón... hasta el día que me atreví a intentarlo. El resultado fue increíble.

½ libra de camarones

2 ramitas de cebollín (cebolleta, cebollino)

2 cucharadas de harina de almendras

1 cucharada de harina de coco

3 cucharaditas de *Liquid Aminos* (un sustituto de la salsa de soya, disponible en Amazon o mercados de alimentos saludables)

1 clara de huevo

1 diente de ajo

1 pizca de especias orientales (*Five Spice* o 5 especias)

Unas gotas de jugo de limón

Palillos de madera, para servir

Pela el ajo, lava el cebollín y trocéalos. Pasa por el procesador de alimentos o licuadora junto con los camarones crudos. Condimenta la mezcla con *Liquid Aminos*, zumo de limón y especias orientales.

Pasa a un bol y agrega la harina de coco y la clara de huevo, batida ligeramente. Mezcla bien.

Con las manos, forma 16 bolitas. Empaniza con la harina de almendras y cocina uniformemente en una sartén, durante unos 4 minutos. También puedes cocinar en el *AirFryer* o al horno, hasta que estén doradas.

Sirve las albóndigas ensartadas en palillos de madera.

RINDE PARA 3 PERSONAS.

GRATÉN DE PAVO CON ESPINACA

¿No quieres llegar con las manos vacías a tu próxima cena? Esta receta la preparé para una cena del Día de Acción de Gracias a la que fuimos invitados. Todos nuestros amigos quedaron encantados.

2 pechugas de pavo

MARINADO PARA EL PAVO:

¼ taza de vinagre balsámico
1 cucharada de mostaza
¼ cucharadita de ajo en polvo
¼ cucharadita de cebolla en polvo
¼ cucharadita de pimentón (*paprika*) ahumado
Sal rosada, a gusto

PARA EL GRATÉN:

1 taza de espinaca
1 taza de leche de coco (sin desgrasar, o con 10% de grasa como mínimo)
½ cebolla, cortada en julianas
1 diente de ajo, machacado
Nueces, a gusto
Arándanos rojos (*cranberries*) secos, a gusto
Sal rosada, a gusto
Pimienta, a gusto
Queso parmesano vegano (opcional), a gusto

Prepara el marinado para las pechugas de pavo y marina por unos 30 minutos.

Hornea las pechugas a 350°F (177°C) dentro un recipiente tapado con papel aluminio, entre 40 minutos y 1 hora. Corta en rebanadas y reserva.

En una sartén, saltea la cebolla y el ajo con una cucharadita de aceite de oliva. Añade las hojas de espinaca. Luego incorpora la leche de coco, la sal y la pimienta. Cocina a fuego medio bajo por unos minutos hasta que espese.

Sirve las rebanadas de pavo y cubre con la salsa. Añade las nueces, los arándanos rojos y, si deseas, un poco de queso parmesano vegano. Si decides agregar queso, gratina en el horno por unos minutos.

RINDE PARA 3 PERSONAS.

ARROZ DE COLIFLOR CREMOSO

Para que el nuevo estilo de vida sea perdurable, es necesario aventurarnos a transformar todas nuestras comidas favoritas en una versión más saludable. En todo el Caribe se consume arroz con camarones, pero para la cena es mejor cocinar variaciones más ligeras. En ese caso aplicamos el arte de la sustitución de alimentos, utilizando la coliflor en lugar de arroz.

1 coliflor cruda, procesada ("arroz" de coliflor)

1 taza de camarones, crudos

1 taza de leche de almendras

½ cebolla, cortada en cuadritos

1 diente de ajo, machacado

Queso crema vegano, a gusto

Sal marina, a gusto

Pimienta, a gusto

Perejil, para decorar

Cebollín (cebolleta, cebollino), para decorar

Rehoga la cebolla en una sartén con una cucharadita de aceite de oliva. Añade el ajo.

Luego incorpora la coliflor procesada, la leche de almendras, 1 pizca de sal y pimienta.

Cocina a fuego medio. Al cabo de unos minutos, añade los camarones y cocina tapado por unos 3 minutos más.

Destapa y deja espesar un poco.

Para finalizar, añade queso crema vegetal, a tu gusto. Sirve con perejil picado.

RINDE PARA 3 PERSONAS.

ALBÓNDIGAS DE PAVO EN SU NIDO CON PASTA DE REPOLLO

Cuando era niña, a menudo comíamos albóndigas. Esta es una versión nutritiva y deliciosa, bajísima en carbohidratos —el repollo es alto en fibra y bajo en calorías—. Es una receta súper divertida, perfecta para cocinar con los niños.

⅓ libra de pavo, molido

¼ cebolla blanca, rallada

¼ pimiento (pimentón) rojo, rallado

1 pizca de ajo en polvo

1 pizca de orégano

1 pizca de albahaca

1 pizca de comino

1 pizca de pimienta

1 pizca de sal marina

Tomates cereza (tomates pasa, tomates uva, *cherry tomato*), a gusto

Queso mozzarella, cortado en cubitos, a gusto

1 taza de repollo blanco, cortado lo más largo posible en juliana, simulando espagueti

PARA EL PESTO DE RÚCULA:

1 puñado de hojas de albahaca

1 puñado de hojas de rúcula

¼ taza de aceite de oliva

1 cucharada de maní

1 diente de ajo grande

1 cucharada de queso parmesano

Mezcla en un bol el pavo molido, la cebolla, el pimiento y las especias.

Corta los tomates cereza a la mitad, retira con una cuchara las semillas, introduce un cubito de queso mozzarella dentro de una mitad y tapa con la otra. Envuelve el tomate con la masa de pavo, formando unas albóndigas.

Cocina en una sartén engrasada hasta dorar por ambos lados.

Por otra parte, en una sartén con un poco de aceite en aerosol saltea las tiras de repollo con un chorrito de agua y 1 pizca de sal marina.

Sirve las albóndigas rellenas sobre el repollo.

continúa en la próxima página

PARA EL PESTO DE RÚCULA:

Procesa la rúcula, la albahaca, el ajo, el maní, el queso parmesano y la sal marina, agregando el aceite de oliva poco a poco mientras procesas. Añade una cucharadita de pesto a la pasta de repollo, y remueve bien para distribuirla bien.

RINDE PARA 1 PERSONA.

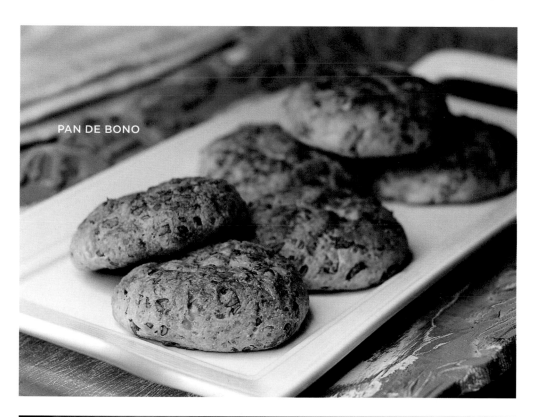

PAN DE BONO

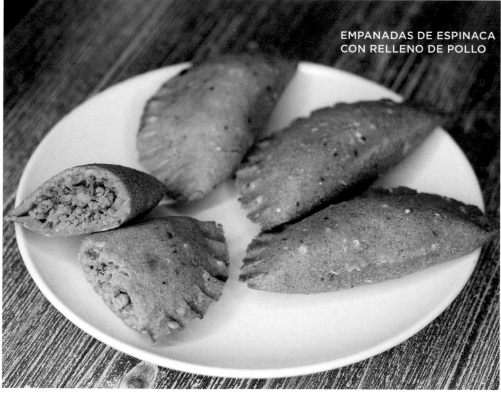

EMPANADAS DE ESPINACA
CON RELLENO DE POLLO

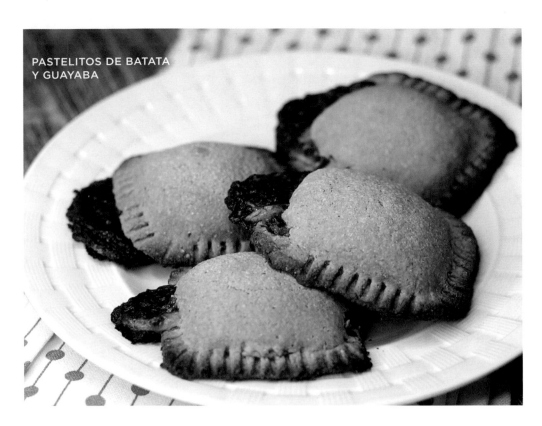

PASTELITOS DE BATATA Y GUAYABA

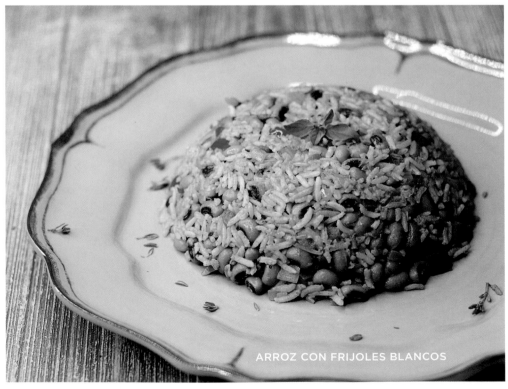

ARROZ CON FRIJOLES BLANCOS

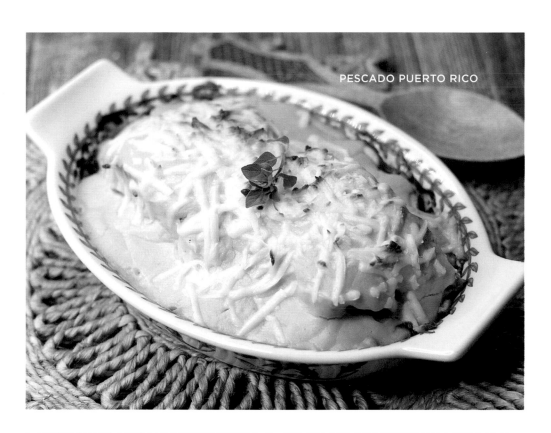

PESCADO PUERTO RICO

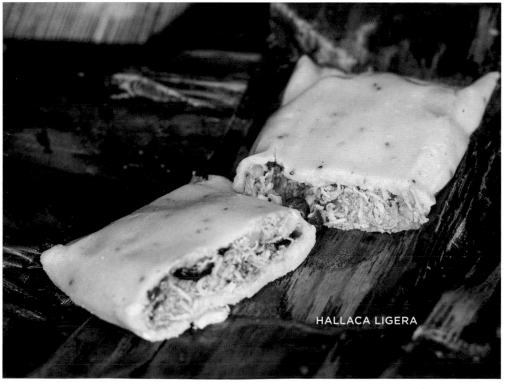

HALLACA LIGERA

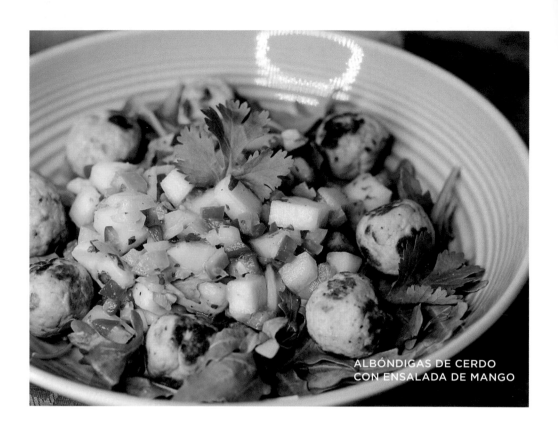

ALBÓNDIGAS DE CERDO
CON ENSALADA DE MANGO

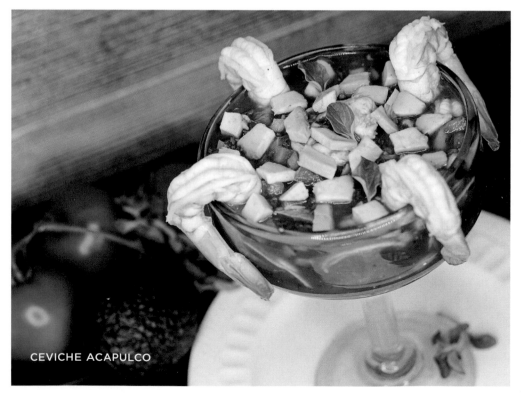

CEVICHE ACAPULCO

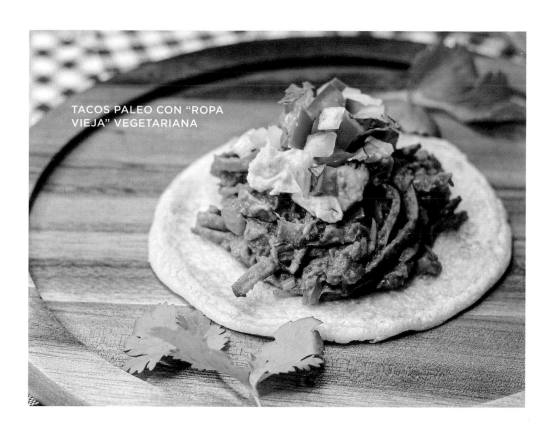

TACOS PALEO CON "ROPA VIEJA" VEGETARIANA

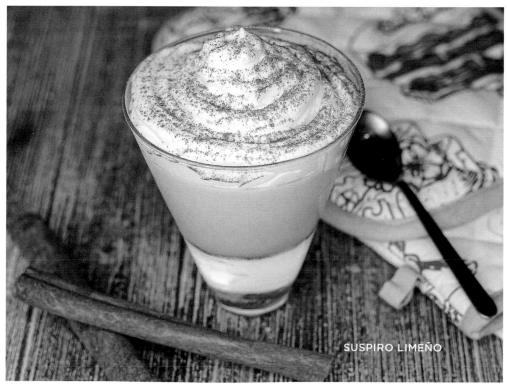

SUSPIRO LIMEÑO

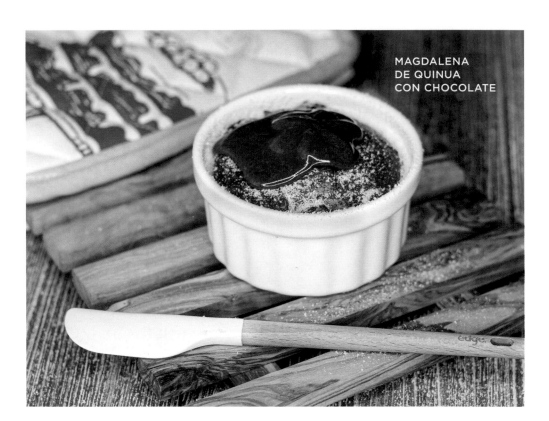

MAGDALENA
DE QUINUA
CON CHOCOLATE

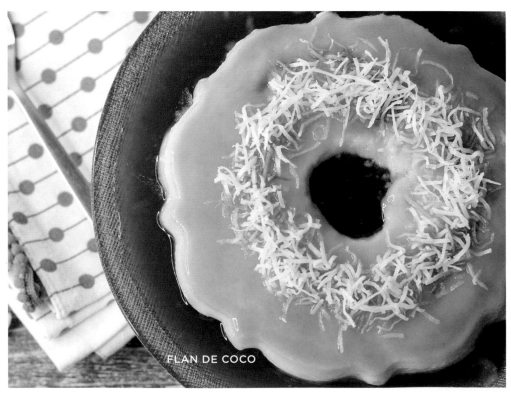

FLAN DE COCO

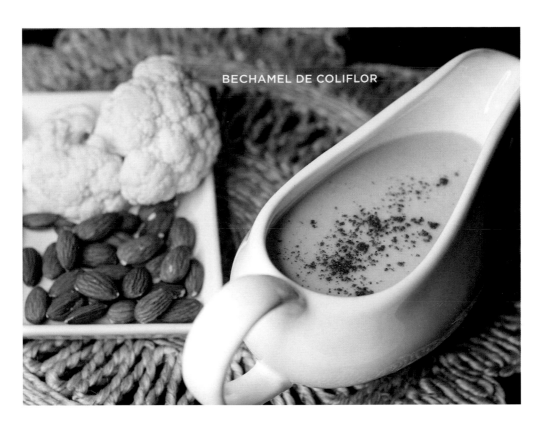

BECHAMEL DE COLIFLOR

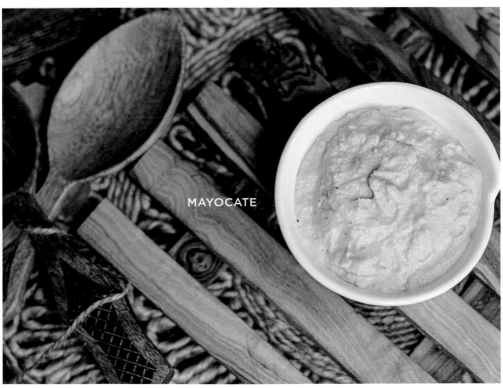

MAYOCATE

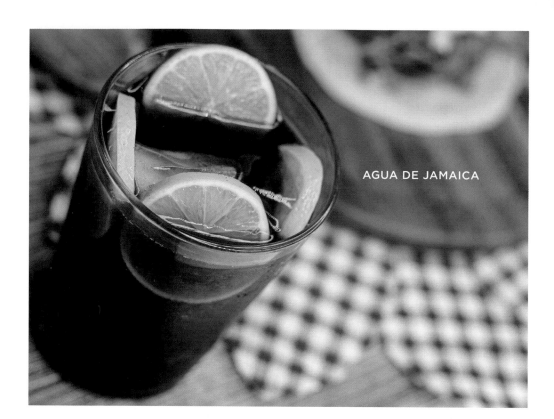

AGUA DE JAMAICA

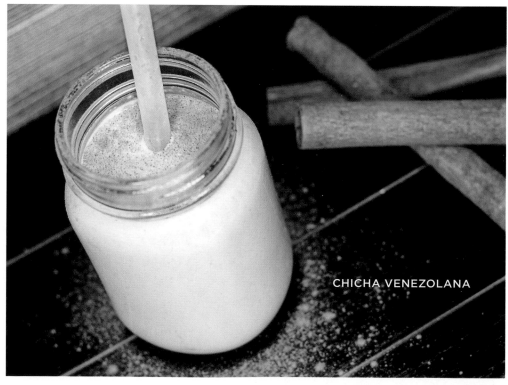

CHICHA VENEZOLANA

ROLLOS DE SALMÓN CON ESPÁRRAGOS

En una ocasión, para celebrar el día de los enamorados se me ocurrió preparar este rico plato y sorprender a mi esposo. Más adelante descubrí que, por su alto contenido en zinc y otros nutrientes, las semillas de ajonjolí ¡aumentan la libido...!

1 paquete de salmón ahumado, cortado en delgadas rebanadas
10 espárragos, cocidos al vapor
Una ramita de cebollín (cebolleta, cebollino), para servir
1 pizca de eneldo
Sal marina, a gusto
Pimienta, a gusto
Ajo en polvo, a gusto
Jengibre en pasta, a gusto
Ralladura de naranja, para decorar

PARA LA CREMA DE QUESO:

½ taza de requesón (queso ricota)
1 cucharada de ajonjolí (semillas de sésamo)
Jugo de ½ naranja
1 pizca de sal marina
1 pizca de pimienta

Mezcla todos los ingredientes de la crema de requesón y reserva.

Condimenta cada rebanada de salmón con las especias, esparce sobre ellas un poco de la crema de requesón y coloca un espárrago picado por la mitad a lo ancho en uno de los extremos del salmón. Enrolla y amarra con una ramita de cebollín. Repite con el resto de las rebanadas de salmón.

Coloca los rollos en una bandeja cubierta con papel parafinado y hornea por unos 15 minutos para que se compacten.

Sirve con ralladura de naranja.

RINDE PARA 1 PERSONA.

TORTILLA DE CALABACÍN

A pesar de ser venezolanos, en mi familia amamos organizar taquizas con nuestros amigos, o incluso para celebrar los cumpleaños. Al cambiar nuestro estilo de vida y enfocarnos en alimentarnos de manera saludable, cuando nos reuníamos nos preparábamos los tacos con hojas de lechuga. Esta versión también queda estupenda para sustituir la tradicional tortilla de harina de trigo.

4 tazas de calabacín, crudo y rallado

½ taza de queso pasteurizado, bajo en sal y rallado

¼ taza de linaza molida (*flax seed*)

1 cucharada de harina de coco

1 cucharadita de sal marina

1 cucharadita de orégano seco

1 cucharadita de albahaca seca

1 huevo

1 diente de ajo, picado

Aceite de oliva, para engrasar

Precalienta el horno a 400°F (204°C).

En un tazón grande, mezcla el calabacín rallado con la sal marina y deja reposar entre 10 y 15 minutos. Luego escurre y exprime el exceso de humedad envolviendo el calabacín rallado en un paño de cocina limpio o en una gasa. Desecha el líquido.

En un bol, mezcla el calabacín rallado con el queso, la linaza, el ajo, el orégano, la albahaca y el huevo.

Coloca la mezcla sobre un trozo de papel de aluminio o parafinado, engrasado ligeramente con aceite de oliva. Luego coloca el papel sobre una bandeja para horno y extiende la mezcla con tus dedos para formar un círculo de alrededor de ⅓ de pulgada de grosor. Llévalo al horno y hornea por 8 o 10 minutos, o hasta que comience a dorarse.

Coloca sobre la tortilla los ingredientes de tu preferencia: por ejemplo, pollo mechado, pico de gallo y guacamole. También funciona como base de pizza.

RINDE PARA 2 PERSONAS.

ALBÓNDIGAS DE CERDO CON ENSALADA DE MANGO

El lomo de cerdo es una carne de corte magro con muy poca grasa, que puedes incorporar a tu alimentación de vez en cuando. La combinación de sabores de esta ensalada tiene un toque tropical, fresco y delicioso. La diseñé para uno de mis talleres en pleno verano y luego la perfeccioné con un toque especial que aprendí junto al chef venezolano Mauricio García, nativo de nuestra Isla de Margarita. ¡El resultado fue majestuoso!

PARA LAS ALBÓNDIGAS DE CERDO:

2 libras de lomo de cerdo, molido

3 dientes de ajo, picados

3 cebollas verdes, picadas

1 cucharada de jugo de limón

1 cucharada de sirope de arce (*maple*)

2 cucharaditas de sal

2 cucharaditas de hojas de salvia, finamente cortadas

1 cucharadita de pimienta

1 pizca de chipotle molido

1 diente de ajo, machacado

½ cebolla, cortada en cuadritos

4 ajíes dulces (ají cachucha, ají gustoso, ajicito), cortados en cuadritos

Jugo de 2 limones

1 cucharada de vinagre de manzana

1 cucharada de aceite de oliva

1 cucharadita de jengibre, cortado en cuadritos

1 pizca de sal marina

Cilantro, picado, a gusto

Rúcula

PARA LA ENSALADA DE MANGO:

1 aguacate, cortado en cuadritos

1 mango pintón, cortado en cuadritos

PARA LAS ALBÓNDIGAS DE CERDO:

Mezcla todos los ingredientes, con excepción de la carne de cerdo, hasta que se incorporen bien. A continuación añade la carne y mezcla bien.

Con las manos, da forma a las albóndigas.

Calienta una sartén grande a fuego medio/alto y saltea las albóndigas hasta dorar por todos lados.

Sirve calientes.

PARA LA ENSALADA DE MANGO:

Mezcla bien todos los ingredientes, menos la rúcula.

Sirve, junto a las albóndigas de cerdo, sobre una cama de rúcula.

RINDE PARA 3 PERSONAS.

CEVICHE DE PESCADO PERUANO

Usualmente, mi Don Ligero es quien prepara el ceviche en casa —hace miles de versiones y combinaciones, y yo, feliz de ser su catadora oficial—. ¿Será que él también necesita escribir un libro de recetas...? En esta receta se utiliza el chile rocoto, que es originario de Bolivia y Perú. Es muy picante, así que, si prefieres, añade menos cantidad. ¡Le da un toque delicioso!

1 libra de filetes de pescado (corvina, merluza o mero)

1 taza de jugo de limón

2 cebollas moradas, cortadas en tiritas

2 ajíes dulces, picados

1 chile rocoto (una mitad cortada en trocitos y la otra, en rodajas)

1 rama de apio (*celery*), cortado en cuadritos

2 cucharadas de cilantro, picado

1 cucharada de ajo, machacado

1 batata (camote, boniato) o calabaza (auyama, ahuyama), cocida al horno o al vapor

Choclos peruanos, sancochados, a gusto

Sal, a gusto

Pimienta, a gusto

Hojas de lechuga, para decorar

Retira el pellejo, las espinas y las partes negras de los filetes de pescado, córtalos en cuadritos de 2 a 3 centímetros y colócalos en un recipiente. Sazona con sal y pimienta.

Incorpora los ajíes, el rocoto que picaste en trocitos y el apio. Mezcla y deja reposar durante unos minutos.

Mientras, lava bien la cebolla y escurre. Mézclala con el ajo y el cilantro, y baña con el jugo de limón. Acomoda encima del pescado la cebolla cortada y las rodajas de rocoto.

Tapa el recipiente con un paño limpio y deja reposar en la nevera durante al menos ½ hora. Sirve adornando el plato con hojas de lechuga, camote y choclos cocidos.

RINDE PARA 4 PERSONAS.

CEVICHE ACAPULCO

El ceviche es un plato típico de Perú. Pero, como ya he comentado anteriormente, la gastronomía de América Latina tiene muchas cosas en común. En este caso, el plato es de origen mexicano. Una anécdota sobre este delicioso plato: En casa decidí hacer una competencia con mi esposo, en la que mi hijo sería el juez y el encargado de escoger el mejor ceviche. Aunque el mío quedó muy rico, mi esposo se quedó con el trono, según nuestro juez estrella. Sigue siendo el rey del ceviche en nuestra casa.

1 kilo de camarones crudos

5 tomates

8 limones

1 aguacate

½ taza de aceitunas verdes, cortadas

¼ taza de salsa de tomate natural

¼ taza de cilantro picado

½ cebolla morada

10 alcaparras, picadas

3 cucharadas de aceite de oliva extra virgen

¼ cucharadita de chile rojo en polvo

1 pizca de orégano

1 pizca de sal rosada

Coloca los camarones en un recipiente de vidrio junto al jugo de 6 limones, tapa y marina en el refrigerador por al menos 2 horas, hasta que los camarones se pongan de color naranja.

Escurre los camarones y descarta el jugo.

Pica la cebolla en juliana y agrega el jugo de los 2 limones restantes, el aceite de oliva, las aceitunas, las alcaparras, el orégano y la sal.

Corta los tomates por la mitad y remueve las semillas. Pícalos en cuadritos.

Mezcla bien todos los ingredientes y agrega el cilantro.

Sirve en copas o platos hondos, con el aguacate cortado en cuadritos por encima.

RINDE PARA 4 PERSONAS.

POLLO "MUCHACHO" A LA VINAGRETA

Mi abuela Carmen preparaba "muchacho" a la vinagreta o en escabeche, como también se conoce esta técnica culinaria que consiste en cocinar en ácido. "Muchacho" se refiere a un corte de carne de res de la parte trasera superior (redondo) o inferior (cuadrado), y es un corte magro, que es más saludable. A mi abuela le quedaba increíble y quise recrear su receta, pero utilizando pollo a la vinagreta en vez de res. Quedó delicioso. Es un plato típico no solo en Venezuela: hay versiones muy parecidas en distintos países de América Latina. Algunas personas lo preparan con vinagre y otras con limón o naranja agria.

1 pechuga de pollo

1 tallo de apio (*celery*), cortado en trozos

1 zanahoria, cortada en cuadritos

2 ajíes dulces (ají cachucha, ají gustoso, ajicito), cortados en cuadritos

½ cebolla, cortada en cuadritos

½ pimiento (pimentón), cortado en cuadritos

2 hojas de laurel

1 cucharada de orégano

1 cucharada de aceite de oliva

½ cucharada de chile en polvo (*red pepper, chili powder*)

½ cucharada de pimentón rojo en polvo (*paprika*)

1 pizca de edulcorante (Stevia o el que prefieras)

Sal marina y pimienta, a gusto

Vinagre, a gusto

Hierve el pollo con el apio y las hojas de laurel.

Reserva un poco del caldo y desmecha el pollo.

En un frasco de vidrio, mezcla el vinagre, la sal rosada, las especias, el aceite de oliva y 1 cucharada del caldo. Añade al pollo mechado y mezcla bien.

Esta especie de antipasto sirve para acompañar cualquier ensalada o crema de vegetales.

RINDE PARA 1 PERSONA.

PAVO DE ACCIÓN DE GRACIAS, "A LO LATINO"

El Día de Acción de Gracias no es una festividad típica de nuestro país natal. Sin embargo, desde que nos mudamos a Estados Unidos aprendimos a querer mucho esta celebración. Es la excusa perfecta para compartir con nuestros amigos y familiares, aprovechando la oportunidad de crear nuevas tradiciones con comidas deliciosas, pero mucho más conscientes y saludables. Así surgió la idea de este plato, pensando no solo en cautivar el paladar sino también en cuidar la salud de quienes más amamos, poniéndole siempre ese toque latino que rinde homenaje a nuestras raíces.

2 pechugas de pavo, abiertas

16 rebanadas de tocineta de pavo

¼ taza de vinagre balsámico

2 cucharadas de mostaza

1 cucharadita de ajo en polvo

¼ cucharadita de tomillo

¼ cucharadita de pimentón (*paprika*),

¼ cucharadita de orégano

1 pizca de sal rosada

PARA EL RELLENO:

1 taza de almendras, trituradas

1 taza de vino blanco

1 taza de uvas pasas

2 tomates, pelados y cortados en cuadritos

½ cebolla blanca, cortada en cuadritos

3 dientes de ajo

1 tallo de apio (*celery*)

1 manzana cocida, cortada en cuadritos

1 pera cocida, cortada en cuadritos

2 cucharadas de perejil

2 cucharadas de aceitunas, picadas

2 cucharadas de alcaparras bebés

1 pizca de sal

1 pizca de pimienta

Para el relleno, en una cacerola con aceite de oliva saltea la cebolla, añade el ajo y luego la tocineta. Una vez listo, añade el resto de los ingredientes del relleno y cocina hasta que ablanden. Por último, agrega el vino y deja que se reduzca o evapore la mitad. Reserva.

Condimenta las pechugas de pavo con las especias, la mostaza y el vinagre.

continúa en la próxima página

Sobre una superficie plana, extiende una lámina de película transparente y coloca encima 4 rebanadas de tocineta de pavo, en posición vertical, una al lado de la otra. Luego coloca otras 4 otras rebanadas en posición horizontal, para formar un pequeño cuadrado de tocineta. Forma otro cuadrado con las restantes 8 rebanadas de tocineta.

Coloca en el centro de cada cuadrado de tocineta una pechuga de pavo. Rellena las pechugas con un poco de relleno. No lo uses todo, reserva por lo menos 1 taza y media.

Con cuidado, enrolla las "sábanas" de tocineta sobre las pechugas.

Envuelve las pechugas en papel aluminio, colócalas sobre una bandeja y hornea por 40 minutos a 350°F (177°C). Luego abre el papel aluminio un poco, para que el calor llegue directamente a las pechugas, y cocina por unos 20 minutos más hasta dorar.

Procesa el relleno que reservaste con un poco de agua, para obtener una salsa, y rectifica el punto de sal y dulce a gusto.

Remueve las pechugas del horno, deja enfriar y rebana. Es importante rebanar en frío para que no se desarme la pechuga.

Sirve las rebanadas de pavo junto con la salsa.

RINDE PARA 2 PERSONAS.

CALABACITAS RELLENAS DE "MOJITO" VENEZOLANO

Esta receta tiene que ser una de mis favoritas. En mi país celebramos la Semana Santa y, durante estos días, acostumbramos comer por proteína solo pescado. En Venezuela tenemos un plato típico llamado Mojito, a base de cazón (una especie de tiburón pequeño), pero la verdad es que se puede hacer con cualquier pescado y, ciertamente, no tiene nada que ver con el mojito cubano. Inspirada precisamente en ese mojito venezolano, nació esta receta.

2 filetes de salmón

2 calabazas (auyamas, ahuyamas) pequeñas

1 taza de leche de coco

¼ cebolla, cortada en cuadritos

¼ pimiento (pimentón), cortado en cuadritos

¼ puerro (ajo porro), cortado finamente

¼ cebollín (cebolleta, cebollino), picado finamente

1 cucharadita de mostaza

1 pizca de pimentón (*paprika*)

1 pizca de eneldo

Bechamel de coliflor (ver Salsas y aderezos), a gusto

Alcaparras bebés, a gusto

Aceitunas, a gusto

Cúrcuma, a gusto

Ajo en polvo, a gusto

Sal rosada, a gusto

Coconut Aminos (sustituto de la salsa de soya, disponible en Amazon o mercados saludables) o salsa de soya, a gusto

Queso parmesano vegano, a gusto

En una sartén, saltea los vegetales. Agrega los filetes de salmón y cocina a fuego bajo, hasta que el pescado esté suave. Desmenuza los filetes en la sartén, con una espátula o tenedor.

Añade la leche de coco, el *Coconut Aminos*, la mostaza y las especias. Cocina unos minutos más para que absorba el sabor y espese un poco.

Corta la parte superior de las calabacitas y retira las semillas. Úntalas con aceite de oliva, hornéalas a 350°F (177°C) por 35 minutos, o hasta que estén blandas, y luego rellena con el mojito de salmón.

Cubre el mojito con bechamel de coliflor. Espolvorea con un poco de queso parmesano y regresa ambas calabazas al horno por unos minutos, para gratinar.

Sirve una calabaza por persona.

RINDE PARA 2 PERSONAS.

CAMARONES CON COCO SOBRE COLIFLOR CRUJIENTE

En esta receta les muestro otra variante de tortillas, inspirada en los ricos tacos tostados mexicanos. Son súper ricas y fáciles de preparar. A mi hijo le fascinaron y nunca supo que eran de coliflor. Es una de esas recetas que me ayudaron a incluir más vegetales en su alimentación para que superara el retraso en el crecimiento que padecía.

PARA LOS CAMARONES:

1 taza de camarones

2 hojas de laurel

1 pizca de sal rosada

4 cucharadas de jugo de limón

2 cucharadas de aceite de oliva

1 cucharadita de coco rallado

1 cucharadita de cilantro

Pimienta, a gusto

PARA EL CROCANTE DE COLIFLOR:

2 tazas de coliflor, triturada

1 yema de huevo

1 cucharada de harina de coco

1 cucharada de queso parmesano

1 cucharadita de linaza molida
  (*flax seed*)

PARA LOS CAMARONES:

Cocina los camarones en agua hirviendo con 1 pizca de sal y las hojas de laurel. En un bol, bate el resto de los ingredientes y mezcla con los camarones.

PARA EL CROCANTE DE COLIFLOR:

Cocina en el microondas, por 1 minuto, la coliflor triturada. Exprime para retirar el exceso de agua y mezcla bien con el resto de los ingredientes.

Extiende la mezcla de coliflor sobre una bandeja cubierta con papel encerado y engrasado con aceite en aerosol. Cocina en el horno a 400°F (204°C) hasta que se dore.

Sirve los camarones sobre la tortilla crocante de coliflor.

RINDE PARA 2 PERSONAS.

ENCHILADAS BAJAS EN CARBOHIDRATOS

Esta es otra fantástica receta mexicana saludable, inspirada en los colores y sabores de esa extensa y reconocida gastronomía.

PARA LA TORTILLA BAJA EN CARBOHIDRATOS:

5 claras de huevo

2 cucharadas de harina de coco

1 cucharada de aceite de oliva

1 cucharada de leche de coco o de almendras

¼ cucharadita de cilantro en polvo

¼ cucharadita de cebolla en polvo

¼ cucharadita de ajo en polvo

1 pizca de sal rosada

1 pizca de edulcorante (Stevia o el que prefieras)

PARA LA SALSA ROJA DE ENCHILADAS:

6 tomates grandes, maduros

3 chiles serranos

¼ taza de cebolla, cortada en cuadritos

2 cucharadas de aceite de oliva

3 dientes de ajo, picados

1 pizca de sal rosada

Agua

PARA EL RELLENO:

2½ tazas de pollo, cocido y desmenuzado

1 taza de yogur griego o crema de coco

1 taza de salsa roja para enchiladas

½ taza de cilantro

1 cebolla mediana, cortada en cuadritos

1 chile verde, picado

Queso bajo en sal o vegano, a gusto

PARA LA TORTILLA BAJA EN CARBOHIDRATOS:

Bate efusivamente todos los ingredientes en un bol y luego deja reposar unos minutos. Vierte ¼ de la mezcla en una sartén previamente engrasada con aceite en aerosol, asegurándote de cubrir toda la superficie. Apenas se levanten los bordes, voltea y cocina 1 minuto más por el otro lado.

Repite estos pasos con el resto de la mezcla. Según vayas sacando las tortillas de la sartén, colócalas en un plato y tápalas con un paño, para que no se sequen.

PARA LA SALSA ROJA DE ENCHILADAS:

Coloca en una cazuela los tomates y los chiles, y cúbrelos con agua. Lleva a ebullición y luego cuece a fuego medio por 10 minutos.

continúa en la próxima página

Retira la piel de los tomates, y la piel y las semillas de los chiles. Licúa con un poco del agua donde se cocinaron. Reserva.

En una sartén, saltea la cebolla y el ajo con el aceite de oliva, hasta que cristalice la cebolla. Añade la salsa de tomate y chile, y cocina por unos minutos hasta que espese.

PARA EL RELLENO:

En una sartén, saltea la cebolla, el pollo y el chile, hasta que la cebolla esté traslúcida.

Baja del fuego, añade el yogur, el cilantro, el jugo de limón y ½ taza de la salsa de enchilada.

Rellena las tortillas con el pollo, enróllalas y colócalas, con la apertura hacia dentro, en un recipiente hondo para hornear. Cúbrelas con el resto de la salsa roja y con queso a gusto.

Hornea a 350°F (177°C) por unos minutos hasta gratinar.

Sirve con cilantro fresco.

RINDE PARA ENTRE 2 A 3 PERSONAS.

POLLO TIPO PERNIL NAVIDEÑO

Hay ingredientes que sin duda definen nuestras navidades venezolanas. Las uvas pasas, el vino, las aceitunas y las alcaparras nunca pueden faltar. En esa época tan memorable, buscamos platos especiales que nos inciten a crear nuevas tradiciones. Eso fue justo lo que hice, tomando la receta familiar para preparar el tradicional pernil y ajustándola a nuestro nuevo estilo de vida.

1 pollo entero

1 cebolla, picada

1 taza de vino tinto

1 taza de uvas pasas

1 taza de ciruelas pasas

½ pimiento (pimentón) rojo, picado

½ pimiento (pimentón) verde, picado

2 ajíes dulces (ají cachucha, ají gustoso, ajicito), picados

¼ taza de puerro (ajo porro), picado

1 tallo pequeño de apio (*celery*)

1 diente de ajo

4 aceitunas

4 alcaparras

2 cucharadas de mostaza

2 cucharadas de *Coconut Aminos* (un sustituto para la salsa de soya, disponible en Amazon o mercados saludables) o salsa de soya, a gusto

1 puñado de cebollín (cebolleta, cebolla larga, cebolla de cambray), picado

1 cucharadita de clavos de olor

1 cucharadita de chile malagueta (guayabita, pimienta dulce) en polvo

1 pizca de sal rosada

Limpia bien el pollo entero hasta dejarlo sin piel y sin grasa. Colócalo en un recipiente grande.

Licúa el pimiento rojo y el verde, el ají dulce, la cebolla, el ajo, el puerro, el cebollín, el apio, 1 puñado de uvas pasas y de ciruelas pasas sin semillas, la mostaza, el *Coconut Aminos* o la salsa de soya ligera, las aceitunas, las alcaparras, los clavitos y la malagueta.

Añade a este licuado el resto de las uvas y las ciruelas pasas, y vierte sobre el pollo, tratando de introducirlo por los agujeros. Puedes ayudarte con una inyectadora especial.

Vierte el vino tinto sobre el pollo. Asegúrate de darle varias vueltas al pollo para distribuir bien el marinado. Cubre y marina en la nevera por lo menos durante 24 horas.

continúa en la próxima página

Rocía un poco de sal marina o rosada por encima del pollo y colócalo en una bandeja con bordes. Agrega todo el líquido del marinado
y hornea por unos 30 minutos a 350°F (177°C), cubierto con papel
aluminio.

Destapa el papel aluminio y cocina hasta que el pollo se dore, bañán-
dolo con su salsa cada 10 minutos.

RINDE PARA 4 PERSONAS.

TACOS PALEO CON "ROPA VIEJA" VEGETARIANA

Esta es una mezcla de ideas y sabores increíbles. En un curso de comida vegetariana que tomé, aprendí muchas cosas, pero una de las que más me sorprendió fue la carne mechada (ropa vieja) hecha a base de concha o cáscara de plátano. La ropa vieja, conocida con ese nombre en Cuba y Puerto Rico, en mi país se conoce como carne mechada. Es un plato muy popular en las mesas latinas, bien sea acompañada con arepas, panes o tortillas. Para hacerla, tradicionalmente se usa un corte de res llamado falda, que se hierve, desmecha y cocina con especias y vegetales. Aquí les enseño cómo preparar una deliciosa ropa vieja vegetariana. La concha o cáscara de plátano posee propiedades antibióticas, antimicóticas y enzimáticas.

PARA LAS TORTILLAS:

1 taza de leche de coco (con grasa o, como mínimo, con 10% de grasa)
½ taza de harina de almendras
½ taza de harina de yuca (tapioca o *cassava*)
1 pizca de sal rosada

PARA EL PICO DE GALLO:

3 tomates, cortados en cuadritos
1 cebolla pequeña, cortada en cuadritos
1 puñado de cilantro fresco, picado finamente
2 cucharadas de aceite de oliva
Jugo de 1 limón
1 pizca de chile en polvo
1 pizca de sal rosada

PARA EL GUACAMOLE:

2 aguacates, triturados
2 cucharadas de pico de gallo
Jugo de 1 limón
1 pizca de sal marina
1 pizca de ajo en polvo
1 pizca de chile en polvo

PARA LA ROPA VIEJA VEGETARIANA:

Conchas o cáscaras de 3 plátanos pintones (no maduros, sino entre amarillos y verdes)
3 tomates
1 cebolla
2 dientes de ajo
½ pimiento (pimentón) verde
½ pimiento (pimentón) rojo
¼ taza de puerro (ajo porro)
2 cucharadas de *Coconut Aminos* (un sustituto de la salsa de soya, disponible en Amazon o mercados saludables) o salsa de soya, a gusto
1 cucharada de mostaza
1 cucharada de aceite de oliva
1 cucharadita de pimentón (*paprika*)
¼ cucharadita de ajo en polvo
1 ramita de cebollín (cebolleta, cebolla larga, cebolla de cambray)
1 pizca de comino en polvo
1 pizca de sal rosada
Pimienta, a gusto
Agua, suficiente para hervir

continúa en la próxima página

PARA LAS TORTILLAS:

En un bol, mezcla todos los ingredientes secos. Luego añade la leche de coco y mezcla bien.

Engrasa una sartén con aceite de oliva y caliéntala. Vierte una porción de la mezcla, distribuyéndola uniformemente en la sartén para formar un disco delgado en forma de tortilla. Cocina unos minutos. Cuando empiecen a salir burbujas en la superficie, voltea para dorar ambos lados. Reserva las tortillas en un plato tapado con un paño.

PARA EL PICO DE GALLO:

Mezcla el tomate, la cebolla y el cilantro, y condimenta con el limón, el aceite y las especias. Reserva en la nevera.

PARA EL GUACAMOLE:

Tritura el aguacate en un mortero, o con un tenedor. Mezcla con el resto de los ingredientes. Reserva en la nevera.

PARA LA ROPA VIEJA VEGETARIANA:

Pon a hervir el agua con una pizca de sal. Cuando empiece a hervir, agrega las conchas o cáscaras, bien lavadas, y cocina durante 10 minutos.

Retira y deja enfriar las conchas. Colócalas en una superficie plana y deshiláchalas para obtener tiras finas, de apariencia similar a la carne mechada. Reserva un poco del agua de cocción de las conchas.

En una cacerola, saltea todos los vegetales y especias con el aceite de oliva. Luego añade la carne vegetal y un poquito del agua donde se cocinó, y cocina por unos minutos hasta que se reduzca.

Sirve los tacos con la carne vegetal, guacamole y pico de gallo.

RINDE PARA ENTRE 2 Y 3 PERSONAS.

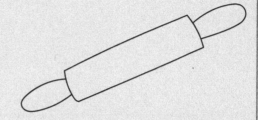

Meriendas

Tortas, galletas y postres saludables para endulzar tu tarde

MAGDALENAS DE MANZANA

En mi niñez, uno de los dulces que me encantaban y muchas veces servían como merienda en las cantinas escolares era el "ponquesito", como les llamamos a los *cupcakes*. Este dulce es una debilidad para muchos, pero no tiene por qué asustar. Lo más importante es aprender a comerlo como una merienda, y a prepararlos en su mejor versión, como estas magdalenas rellenas.

PARA LA MASA:

2 huevos

4 cucharadas de harina de avena

4 cucharadas de harina de almendras

4 cucharadas de sirope de arce (*maple*) sin azúcar + un poco más, para decorar (o miel o edulcorante, a gusto)

2 cucharaditas de mantequilla de merey (marañón)

1 cucharadita de canela en polvo

½ cucharadita de extracto de vainilla

½ cucharadita de polvo para hornear

¼ cucharadita de nuez moscada

¼ cucharadita de jengibre molido

1 pizca de clavo molido

1 pizca de sal marina

PARA EL RELLENO*:

½ manzana, sin piel ni semillas, cocida en el microondas por 3 minutos

1 cucharada de uvas pasas, cortadas finamente

1 cucharada de nueces, troceadas

½ cucharada de harina de almendras

¼ cucharadita de canela

Edulcorante, a gusto (Stevia o el que prefieras)

Mezclar todos los ingredientes.

PARA EL GLASEADO**:

¼ taza de queso crema bajo en calorías

2 cucharadas de miel o sirope de arce (*maple*) sin azúcar

1 pizca de jengibre en polvo

1 pizca de canela en polvo

1 pizca de nuez moscada en polvo

**Mezclar todos los ingredientes y refrigerar.*

Para hacer las magdalenas, en un bol bate los huevos con el sirope de arce o el edulcorante de tu preferencia. Añade los ingredientes húmedos y combina.

continúa en la próxima página

Mezcla los ingredientes secos y agrégales poco a poco la mezcla húmeda, batiendo para incorporar.

Vierte en un molde para *cupcakes* o *muffins*, llenando 4 agujeros solo hasta la mitad. Coloca un poco de relleno de manzana en el centro y cubre con otra capa de mezcla.

Hornea a 350°F (177°C) por 15 minutos, o hasta que, al pinchar con un palillo de madera, este salga limpio.

Deja enfriar. Retira la magdalena del molde y decórala por encima con la crema refrigerada, preferiblemente utilizando una manga pastelera.

Rocía con un chorrito de sirope de arce encima y… listo.

RINDE PARA 2 PERSONAS (4 MAGDALENAS).

CHEESECAKE DE TÉ VERDE

La torta de queso criolla es un plato tradicional de varios países de América Latina, y en nuestra versión saludable decidí probarla con el maravilloso té verde. Además de tener un sabor increíble, se convirtió en una alternativa muy nutritiva, que es justo lo que buscamos cuando sustituimos ingredientes con calorías vacías por otros beneficiosos para la salud.

PARA LA MASA:

2 tazas de harina de almendras (o de avena)

6 cucharadas de dátiles, procesados

4 cucharadas de agua, o la que sea necesaria, para integrar la masa

2 cucharadas de aceite de coco

1 pizca de sal marina

PARA EL RELLENO:

4 huevos

1 taza de queso crema bajo en calorías, yogur griego o yogur descremado

1 taza de edulcorante (24 sobres de Stevia), o a gusto

½ taza de requesón (queso ricota) cremoso

3 cucharadas de harina de almendra o de avena

1 cucharada de proteína en polvo con sabor a vainilla (opcional)

Jugo de 2 limones grandes

1 cucharada de extracto de vainilla

1 cucharadita de ralladura de limón

1 cucharadita de té verde matcha ceremonial, o a gusto

PARA LA MASA:

Con la punta de los dedos, mezcla todos los ingredientes.

Cubre con la masa el fondo de un molde para pastel o *pie*, pincha la superficie con un tenedor y hornea a 350°F (177°C) por unos 10 minutos.

PARA EL RELLENO:

Con un batidor manual, mezcla en un bol el queso crema, el requesón, el edulcorante y el extracto de vainilla. Añade el resto de los ingredientes y los huevos, uno a uno, batiendo muy bien hasta integrar toda la mezcla.

Vierte el relleno sobre la base de galleta. Hornea a 350°F (177°C) por 30 minutos aproximadamente, o hasta que, al pinchar con un palito de madera, este salga limpio.

RINDE PARA 4 PERSONAS.

BROWNIE DE BATATA Y CHOCOLATE

Cuando abrimos nuestro primer Ligero Express Bakery, los clientes llegaban a pedirnos todo tipo de postres en versiones saludables, y es por eso que llegamos a desarrollar más de 60 postres. También teníamos clientes con condiciones especiales de salud, como intolerancia al huevo, y comencé a crear postres veganos para poder complacerlos a todos. La anécdota más bonita fue cuando realicé una torta de cumpleaños para un pequeño con autismo que no podía comer huevos, azúcar refinado o gluten. ¿Que cómo lo hice? Prueba esta rica receta.

15 onzas de batata (camote, boniato)

½ taza de harina de almendras

½ taza de harina de avena

⅔ taza de cacao, sin azúcar

6 cucharadas de azúcar de coco, xilitol o edulcorante (Stevia o el que prefieras)

Chispas de chocolate sin azúcar, a gusto

Cocina la batata al vapor. Remueve la piel y, con un tenedor, hazla puré.

Mezcla todos los ingredientes en un bol.

Vierte la mezcla en un molde con papel parafinado previamente engrasado con aceite en aerosol. Cocina a 350°F (177°C) por 30 minutos, o hasta que, al pinchar con un palillo de madera, este salga limpio.

RINDE PARA ENTRE 4 Y 6 PERSONAS.

TORTA DE ZANAHORIA Y COCO

Si existe un ingrediente popular en los dulces latinos, este es, sin duda, el coco. Y, además de ser delicioso, es naturalmente saludable. Un día tuve una reunión en casa y, como no me gusta recibir a las personas con las manos vacías, me puse a inventar con esta mezcla de sabores que quedó estupenda. Esta torta es perfecta para cualquier evento familiar, y pueden hacerla también en forma de *muffin* para la lonchera de los niños, si desean. La combinación de la zanahoria con el coco y las chispas de chocolate es inigualable.

4 huevos, yemas y claras separadas

1 taza de edulcorante (Stevia o el que prefieras)

1 taza de harina de almendras

1 taza de zanahoria rallada

½ taza de harina de avena

¼ taza de coco rallado

¼ taza de aceite de coco

3½ onzas de chocolate sin azúcar, cortado en cuadritos pequeños

4 cucharadas pobladas de maní sin sal, picado

1 cucharadita de canela en polvo

1 cucharadita de nuez moscada

En una batidora eléctrica, bate las 4 claras de huevo a punto de nieve. Añade el edulcorante. Bate unos minutos más e incorpora las yemas. Mezcla los ingredientes secos y añádelos a la mezcla húmeda.

Vierte la mezcla en un molde rectangular previamente engrasado. Cocina a 350°F (177°C) entre 30 y 40 minutos, o hasta que, al pinchar con un palillo de madera, este salga limpio.

PARA EL GLASEADO (OPCIONAL):

Mezcla 1 cucharada de yogur griego, 1 cucharada de miel o sirope de arce (*maple*) sin azúcar y 1 cucharadita de extracto de vainilla. Vierte la mezcla sobre la torta una vez que esté fría.

RINDE PARA ENTRE 6 Y 8 PERSONAS.

ARROZ CON LECHE PROTEICO

Este es un dulce muy popular, típico de varios países de América Latina, entre ellos Perú, México, Colombia y Venezuela. En nuestro estilo de vida saludable, los postres o meriendas dulces (como me gusta llamarlos) ¡no pueden faltar! Solo debemos aprender a verlos como una merienda o *snack* saludable, y prepararlos de la forma más ligera y nutritiva. Cuando hice esta receta en casa, causó sensación. A mi esposo y mi suegra les gustó tanto que la preparaban casi semanalmente.

1¼ taza de leche vegetal, de almendras o de coco

½ taza de arroz integral, cocido

1 o 2 sobres de edulcorante (Stevia o el que prefieras), o a gusto

3 clavos de olor

1 ramita de canela

4 cucharadas de proteína en polvo con sabor a vainilla (opcional)

Cocina en una olla, a fuego medio bajo, el arroz cocido junto con el resto de los ingredientes, menos la proteína, entre 10 y 15 minutos, moviendo constantemente.

Cuando el arroz este muy blando y haya liberado su almidón natural, la mezcla se pondrá espesa. En este punto, baja del fuego, deja enfriar un poco y agrega la proteína en polvo, mezclando bien.

Al servir, decora con un toque de canela en polvo.

RINDE PARA 1 PERSONA.

BARRITAS DE FRUTOS ROJOS

Si eres como yo, que no estoy acostumbrada a tomar batidos o *smoothies* y prefiero consumir la fruta en una merienda sólida, esta opción te encantará. Es una merienda alta en proteína, no requiere cocción y te saciará esos antojos de la tarde.

1 taza de harina de coco

1 taza de edulcorante (Stevia o el que prefieras), o a gusto

½ taza de harina de almendras

½ taza de proteína en polvo con sabor a vainilla

½ taza de mantequilla de merey (marañón), o de cualquier otra nuez

½ taza de sirope de arce (*maple*) sin azúcar (o miel)

¼ taza de frambuesas

¼ taza de arándanos (*blueberries*)

¼ taza de chocolate blanco o negro, sin azúcar, cortado en cuadritos pequeños

¼ taza de leche de almendras o de coco

Mezcla bien todos los ingredientes y cubre con la mezcla un recipiente forrado con papel parafinado, presionando o compactándola para lograr una superficie uniforme.

Refrigera por una hora, al menos. Corta en forma de barras y disfruta.

RINDE PARA 2 PERSONAS (4 BARRITAS).

SUSPIRO LIMEÑO

Cuando estaba estudiando alta cocina, nos pusieron de reto preparar un menú por país, para la presentación final. Sería evaluado por nuestros Master Chefs, y debíamos convencerlos de que sí se podía cocinar platos saludables sin sacrificar el sabor. Recuerdo que preparé este postre típico de Perú, en mi versión más nutritiva. Luego causó sensación cuando lo compartí en las redes sociales.

PARA EL MANJAR:

1 taza de leche de almendras (o leche descremada, o cualquier otra leche vegetal)

½ taza de edulcorante sin calorías (Stevia o el que prefieras), o a gusto

2 yemas de huevo

1 cucharada de gelatina en polvo sin sabor

1 cucharadita de extracto de vainilla

4 cucharadas de proteína en polvo con sabor a vainilla (opcional)

PARA EL SUSPIRO:

¼ taza de edulcorante de fruta de monje (*monk fruit sweetener*)

2 claras de huevo

PARA EL MANJAR:

Licúa todos los ingredientes y cocina en una olla a fuego medio, moviendo constantemente con una cuchara de madera o paleta de goma por aproximadamente 10 minutos, o hasta que hierva.

Coloca el manjar en una copa o vaso y deja enfriar un poco.

Lleva a la nevera hasta que cuaje. Mientras, prepara el suspiro.

PARA EL SUSPIRO:

Bate a punto de nieve las claras de huevo y, cuando esté firme el merengue, agrega lentamente el edulcorante de fruta de monje. Sigue batiendo para incorporar bien, hasta que quede firme. Sirve sobre el manjar, espolvorea con canela y disfruta.

#JOHATIP: *Si deseas, también puedes servir este suspiro con frutas o gotitas de limón. O puedes hacer suspiritos con una manga pastelera, colocarlos sobre una bandeja cubierta con papel parafinado y hornearlos a baja temperatura (300°F/149°C) durante unos 30 a 40 minutos. Con los suspiritos debes estar muy pendiente del horno, ¡ya que todo dependerá de la potencia del mismo!*

RINDE PARA 1 PERSONA.

TORTA DE CAFÉ Y CALABAZA

Me encanta la combinación de lo crujiente con lo esponjoso, y esta torta tiene ambos. También me encanta la calabaza, y aunque muchos solo la consideren un ingrediente para platos salados, en Ecuador es un muy común utilizarla en postres. La calabaza tiene muchos beneficios para la salud y es bajísima en calorías.

4 huevos

1 taza de puré de calabaza (auyama, ahuyama), horneada

1 taza de harina de almendras

¼ taza de aceite de coco, derretido

¼ taza de sirope de arce (*maple*) natural o sin azúcar

¼ taza de azúcar de coco

¼ taza de harina de coco

1½ cucharaditas de especias de pastel de calabaza (*Pumpkin Spice*)

1 cucharadita de café instantáneo

½ cucharadita de bicarbonato de sodio

½ cucharadita de canela en polvo

¼ cucharadita de sal

PARA EL TOPE DE *CRUMBLE**:

½ taza de harina de almendras

¼ taza de harina de coco

2 cucharadas de azúcar de coco

2 cucharadas de sirope de arce (*maple*) sin azúcar

2 cucharadas de aceite de coco

½ cucharadita de canela en polvo

*Mezclar bien los ingredientes.

PARA LA TORTA:

Precalienta el horno a 350°F (177°C).

En un bol grande, combina el aceite de coco, el sirope de arce, el azúcar de coco y la calabaza. Mezcla bien. Añade los huevos y mezcla hasta incorporar. Añade la harina de almendras, la harina de coco, el bicarbonato de sodio, las especias de calabaza, la canela y la sal. Mezcla hasta que no queden grumos secos.

Vierte en un molde para tortas, previamente engrasado con aceite de coco, y agrega encima la mezcla de *crumble* preparada anteriormente.

Hornea durante 45 a 50 minutos.

Pasado un día, almacena en la nevera.

RINDE PARA ENTRE 6 Y 8 PERSONAS.

MUGCAKE DE ARROZ

El arroz es un alimento muy utilizado en nuestra cultura latinoamericana. Consumir arroz integral en lugar de arroz blanco nos ayudará a aprovechar sus nutrientes de manera más completa. No me gusta que se pierda nada en la cocina y, cada vez que me sobra algo en la nevera, me pongo a inventar para convertirlo en una nueva creación. Eso fue lo que ocurrió con esta deliciosa merienda. Es debido a esta receta que muchas veces hago el arroz sin sal, para así poder usarlo para preparar platos dulces. Cuando probé esta receta, me recordó a un dulce venezolano llamado majarete, que es una especie de manjar con coco muy rico.

1 huevo

¼ taza de arroz integral, cocido sin sal

2 cucharadas de coco rallado

2 cucharadas de azúcar de coco,
   o edulcorante (Stevia o el que
   prefieras) a gusto

1 cucharadita de extracto de vainilla

½ cucharadita de polvo para hornear

Canela en polvo, a gusto

Coco rallado, para decorar

Fresas, para decorar

Procesa todos los ingredientes en una licuadora hasta lograr una mezcla homogénea.

Vierte la mezcla en una taza de cerámica. Cocina en el microondas por 1½ minutos. Como el microondas cocina de afuera hacia dentro, si notas que el centro sigue húmedo, cocina por 10 segundos más, vuelve a verificar, y repite hasta que esté completamente cocido.

Decora con fresas y más coco rallado.

RINDE PARA 1 PERSONA.

PICARÓN GIGANTE DE CALABAZA

Crujientes por fuera y suaves por dentro, los picarones son dulces parecidos a los buñuelos. Originarios de Perú, también se consumen en Chile y Ecuador. Tienen la apariencia de una pequeña dona, y tradicionalmente se preparan con calabaza o batata dulce. Esta versión paleo y sin gluten es más como un ponqué, tanto en sabor como en textura, aunque no tiene tanta elasticidad, ya que solo el gluten puede lograr esa consistencia, pero el sabor es increíble y gratificante.

3 huevos

½ taza de harina de coco

⅓ taza de puré de calabaza (auyama, ahuyama)

¼ taza de miel de abeja

2 cucharadas de aceite de coco, frío

2½ cucharaditas de especias de pastel de calabaza (*Pumpkin Spice*)

1 cucharadita de extracto de vainilla

¼ cucharadita de bicarbonato de sodio

1 pizca de sal marina

Miel de abeja, para glasear

Precalienta el horno a 350°F (177°C). Engrasa un molde con forma de dona o rosca.

En un bol grande, mezcla los huevos, el puré de calabaza, la miel y el extracto de vainilla. Bate hasta que se mezclen (puedes utilizar una mezcladora).

Añade la harina de coco, las especias de pastel de calabaza, el bicarbonato y la sal marina. Bate bien.

Corta el aceite de coco frío en trozos pequeños, añádelos a la mezcla y combina.

Vierte la mezcla en el molde y hornea durante 20 a 25 minutos, hasta que esté dorado. Permite que se enfríe un poco antes de transferir a una rejilla.

RINDE PARA 6 PERSONAS.

BROWNIE DE CALABAZA Y CHOCOLATE

Soy amante del chocolate. Un día, buscando "matar el antojo" de dulce con un plato que fuera bajo en calorías, surgió esta rica receta. También es una excelente merienda para los niños ¡ya que lleva un vegetal que pasa desapercibido!

4 claras de huevo

½ taza de calabaza (auyama, ahuyama), horneada y hecha puré

½ taza de edulcorante (12 sobres), o azúcar de coco a gusto

3 o 4 cucharadas de mantequilla de almendras

2 cucharadas de cacao en polvo

3 cucharaditas de linaza molida (*flax seed*)

1 cucharadita de extracto de vainilla

1 cucharadita de polvo para hornear

2 onzas de chocolate oscuro sin azúcar, derretido

Trozos de chocolate, a gusto

En un recipiente, bate las claras hasta obtener consistencia de espuma. Añade el edulcorante, la mantequilla de almendras, cucharada a cucharada, y el resto de los ingredientes, sin dejar de batir según los vas incorporando.

Vierte la mezcla en un molde de silicón previamente engrasado. Hornea a 350°F (177°C) entre 8 a 10 minutos, o hasta que, al pinchar con un palillo de madera, este salga limpio.

RINDE PARA ENTRE 6 Y 8 PERSONAS.

BRIGADEIROS DE ZANAHORIA

Los *brigadeiros* son unas trufas de chocolate cubiertas de chispas de chocolate, típicas de Brasil. Hay varias formas de hacerlos más saludables, y justamente inspirada en ellos decidí crear esta rica opción para merendar, que además es fácil de llevar a cualquier lugar.

3 tazas de zanahorias, ralladas finamente

1 taza de dátiles, procesados

1 taza de harina de almendras

½ taza de coco rallado

¼ taza de nueces, cortadas

1 cucharadita de canela en polvo

¼ cucharadita de jengibre en polvo

¼ cucharadita de nuez moscada

¼ cucharadita de clavo de olor, molido

Chispas finas de chocolate sin azúcar ralladas, a gusto

PARA EL GLASEADO (OPCIONAL)*:

1 taza de yogur griego

2 cucharadas de miel de abeja o sirope de arce (*maple*) sin azúcar

Mezcla bien ambos ingredientes.

Coloca todos los ingredientes en un bol y mezcla hasta combinar de manera uniforme. Forma unas trufas o bolitas y ruédalas sobre las chispas de chocolate hasta cubrirlas.

Llévalas al refrigerador por unos minutos.

Sirve con el glaseado sobre las trufas o *brigadeiros* y decora con las nueces picadas.

RINDE PARA 2 PERSONAS (APROXIMADAMENTE 6 BRIGADEIROS).

BARRAS DE BANANA Y CHOCOLATE

Esta es una de esas meriendas ricas y rápidas —ni siquiera necesitas un horno para prepararla—, y es perfecta para toda la familia. Una de las frutas favoritas de mi hijo es la banana, así que esta receta le encanta.

½ taza de harina de almendras

½ taza de harina de coco

½ taza de dátiles

½ taza de arándanos (*blueberries*) secos o cerezas secas

⅓ taza de harina de avena

¼ taza de agua, o más, si es necesario

3 cucharadas de nueces mixtas, picadas

1 banana

1 cucharada de azúcar de coco o edulcorante (Stevia o el que prefieras)

1 cucharada de extracto de vainilla

2 onzas de chocolate oscuro sin azúcar

Canela en polvo, a gusto

Licúa los dátiles junto con la banana y el agua.

Mezcla los ingredientes secos, añade el licuado de dátiles y forma una masa manejable. Si es necesario, añade un poco más de agua para integrar.

Derrite el chocolate oscuro a baño maría o en el microondas por unos 40 segundos.

Coloca la mezcla en un molde cubierto con papel parafinado, presiona un poco para lograr una superficie uniforme, y cubre con el chocolate derretido.

Lleva a la nevera por una hora como mínimo, o hasta que puedas observar que la mezcla está compacta.

Corta en porciones y disfruta.

#JOHATIP: *Para cocinar en el horno a baño maría, coloca un recipiente dentro de otro más grande con agua, para que el agua caliente cocine el alimento y no el calor del horno o del fuego directamente.*

RINDE PARA 6 PERSONAS (APROXIMADAMENTE 6 BARRAS).

MANJAR PROTEICO DE LIMÓN

Como comenté anteriormente, para vivir de manera saludable no hay que hacer una dieta por 21 días para bajar 10 libras, o morirse de hambre en el intento, sino adoptar un estilo de vida perdurable en el tiempo. En casa a veces me aburro de tomar la proteína en polvo en forma de bebida, por lo que me gusta crear otras maneras de comerla de manera divertida y en forma de postre. Soy fanática de los postres con limón porque no son demasiado dulces y tienen esa combinación agridulce que me fascina. El sabor de este manjar activa nuestros sentidos y papilas gustativas, y su alto nivel proteico nos sacia.

2 huevos

¼ taza de agua

2 cucharadas de edulcorante (Stevia o el que prefieras)

4 cucharadas de proteína en polvo con sabor a vainilla

Jugo y ralladura de 1 limón

Aceite de coco, para engrasar los moldes

En un bol, mezcla el agua con la proteína en polvo. Bate bien hasta obtener una mezcla homogénea. Incorpora la ralladura de limón, el edulcorante y los huevos, batiendo bien.

Vierte la mezcla en dos moldes de silicón pequeños, previamente engrasados con aceite de coco, y cocina en el horno a 350°F (177°C) a baño maría por unos 30 minutos, o hasta que al insertar un palillo de madera este salga limpio.

#JOHATIP: *Para cocinar en el horno a baño maría, coloca los recipientes, en este caso los dos moldes de silicón, dentro de un recipiente más grande con agua, para que el agua caliente cocine el alimento y no el calor del horno o del fuego directamente.*

RINDE PARA 2 PERSONAS.

VOLCÁN DE CHOCOLATE

¡A todos los amantes del chocolate que se respetan les encanta el popular volcán de chocolate! Este es un postre muy popular y, afortunadamente, en nuestros países latinoamericanos tenemos muy buen cacao para realizar esta versión nutritiva y deliciosa.

4 huevos

¾ taza de edulcorante de fruta de monje (*monk fruit*) o azúcar de coco

5 onzas de chocolate oscuro

6 cucharadas de harina de almendras o de avena

4 cucharadas de aceite de coco

1 cucharadita de polvo para hornear

Un poco de aceite de coco y cacao en polvo, para enharinar

En un bol, bate las claras a punto de nieve. Incorpora el edulcorante y continúa batiendo. Después añade las yemas.

En otro bol, mezcla los ingredientes secos. Reserva.

Derrite el chocolate en el microondas. Incorpora el chocolate derretido al huevo batido (cuida de que no esté muy caliente para que el huevo no se cocine). Añade el aceite de coco al chocolate y mezcla. Luego agrega la mezcla de harina.

Por último, añade la mezcla de huevos, removiendo bien con movimientos envolventes.

Vierte la mezcla en un molde previamente engrasado con aceite de coco y espolvoreado con cacao en polvo para que no se pegue.

Hornea a 350°F (177°C) por 8 a 10 minutos aproximadamente.

Deja refrescar un poco, pero sirve caliente. Puedes acompañarlo con un poco de helado sin azúcar o yogur griego.

RINDE PARA ENTRE 6 Y 8 PERSONAS.

PANETTONE

En Venezuela, es tradición comer o regalar el esponjoso Panettone italiano en época de Navidad. Es un precioso gesto, y más aún si es hecho por uno mismo. Se me ocurrió entonces hacer mi propia versión saludable.

6 claras y 3 yemas de huevo

1¼ tazas de harina de almendras

1 taza de edulcorante (Stevia o el que prefieras)

2 cucharadas de almidón de yuca (tapioca o *cassava*)

1 cucharada de polvo para hornear

1 cucharadita de extracto de vainilla

1 cucharadita de esencia de Panettone

1 cucharadita de esencia de fresa

1 cucharadita de ron

½ taza de mezcla de frutas deshidratadas (uvas pasas rubias y negras, dátiles cortados, arándanos rojos, duraznos cortados en cuadritos, mango cortado en cuadritos)

¼ taza de chispas de chocolate sin azúcar

1 pizca de canela en polvo

1 pizca de nuez moscada

Bate las claras a punto de nieve, añade el edulcorante y unifícalos bien. Luego agrega las yemas, batiendo suavemente. Agrega el resto de los ingredientes, mezclando poco a poco con movimientos envolventes. Por último, agrega todas las frutas deshidratadas.

Vierte en un molde empapelado o en uno especial para Panettone. Hornea a 350°F (177°C) por al menos 15 minutos o hasta que, al pinchar con un palillo de madera, este salga limpio.

RINDE PARA ENTRE 4 Y 8 PERSONAS.

TORTA IMPOSIBLE, O TORTA QUESILLO

El quesillo o flan es un postre típico de países latinoamericanos como Honduras, Nicaragua, Colombia y Venezuela, entre otros. Esta torta es muy popular en mi país y siempre me dio mucha curiosidad —confieso que intenté prepararla muchas veces, hasta que logré que me saliera lo más parecida posible a la original—. Quedó tan deliciosa que se convirtió en una nueva tradición familiar para celebrar nuestras navidades.

PARA EL BIZCOCHO:

4 huevos

1 taza de harina de almendras

1 taza de edulcorante (Stevia o el que prefieras)

1 cucharada de mantequilla de maní o de cualquier otra nuez o semilla

1 cucharadita de extracto de vainilla

Ralladura de limón o de naranja, a gusto

PARA EL QUESILLO:

2 huevos

1 taza de leche de almendras

¼ taza de edulcorante

1 cucharada de jugo de limón o de naranja

1 cucharada de aceite de coco

1 cucharada de esencia de ron

1 cucharadita de extracto de vainilla

Ralladura de limón o de naranja, a gusto

Sirope de caramelo sin azúcar, para cubrir el molde (como alternativa, puedes usar almíbar hecho en casa: Mezcla 1 taza de agua y ¾ taza de azúcar de coco, y cocina en una cacerola a fuego medio por unos minutos, hasta que oscurezca)

4 cucharadas de proteína en polvo con sabor a vainilla (opcional)

PARA EL BIZCOCHO:

Bate bien los ingredientes húmedos y luego incorpora los secos, mezclando bien. Reserva.

PARA EL QUESILLO:

Procesa todos los ingredientes en la licuadora.

Engrasa un molde para hornear y cúbrelo con sirope de caramelo sin azúcar. También puedes usar sirope de arce (*maple*) sin azúcar.

Vierte la mezcla del bizcocho y luego vierte la mezcla del quesillo encima, en el centro, sin remover.

Hornea a baño maría a 350°F (177°C) por al menos 40 minutos, o hasta que, al pinchar con un palillo de madera, este salga limpio. Desmóldalo cuando esté aún tibio y deja enfriar.

Sirve frío.

#JOHATIP: *Para cocinar en el horno a baño maría, coloca un recipiente dentro de otro más grande con agua, para que el agua caliente cocine el alimento y no el calor del horno o del fuego directamente.*

RINDE PARA ENTRE 6 Y 8 PERSONAS.

TORTA DE PIÑA VOLTEADA A LA SARTÉN

Esta es la torta favorita de mi esposo. Cuando éramos novios, aprendí a hacerla solo por él y, por supuesto, las primeras que hice tenían mucha azúcar o, como digo yo, *full* plomo, así que me puse a trabajar en una versión más nutritiva que se ajustara a nuestro ritmo de vida. Es decir, que fuese rápida y fácil de hacer. Mi esposo quedó encantado y le gusta disfrutarla con un cafecito como merienda.

1 taza de harina de almendras

2 huevos

2 rodajas de piña fresca, de ½ pulgada de grosor

15 cerezas dulces, frescas o congeladas

5 cucharadas de miel cruda o sirope de arce (*maple*) sin azúcar

3 cucharadas de aceite de coco

1 cucharadita de extracto de vainilla

½ cucharadita de polvo de hornear

Pela las rodajas de piña.

Coloca 1½ cucharadas de miel cruda en una sartén de acero de 8 pulgadas que puedas meter al horno. Cocina las rodajas de piña en la sartén durante unos minutos, hasta que se doren.

Retira del fuego y distribuye las rodajas de piña y las cerezas en la sartén, tratando de crear un patrón decorativo. Reserva.

Mezcla los ingredientes secos en un bol. En otro recipiente, mezcla los ingredientes húmedos y luego agrega los secos hasta incorporar.

Vierte la mezcla sobre las rodajas de piña y alisa. Tapa. regresa la sartén a la estufa y cocina a fuego medio bajo por 30 minutos.

Luego lleva la sartén al horno y hornea a 350°F (177°C) por 10 minutos, para dorar.

Deja enfriar por 10 minutos antes de desmoldar.

Sirve con más cerezas dulces frescas.

RINDE PARA ENTRE 2 Y 3 PERSONAS.

MAGDALENAS DE QUINUA CON CHOCOLATE

En la cocina nada se pierde, pero ¿qué hacer con esa quinua que nos sobra en la nevera? Transformarla en miles de opciones saludables, ¡y si es con chocolate, mucho mejor! Hice este postre para calmar mi ansiedad por el dulce de una manera más saludable y el resultado fue fantástico.

PARA LAS MAGDALENAS:

½ taza de quinua, cocida

¼ taza de edulcorante (6 sobres) (Stevia o el que prefieras), o a gusto

2 huevos

2 onzas de chocolate oscuro, derretido

1 cucharadita de cacao en polvo

¼ cucharadita de polvo para hornear

1 cucharada de aceite de coco

PARA LA CREMA DE *TOPPING*:

4 cucharadas de proteína en polvo con sabor a chocolate

¼ taza de yogur griego

1 cucharada de miel o del edulcorante que gustes

Para las magdalenas, procesa la quinua junto al resto de los ingredientes en la licuadora.

Vierte la mezcla en un molde para *muffins*, previamente engrasado. Hornea entre 15 y 20 minutos a 350°F (177°C), o hasta que, al pinchar con un palillo de madera, este salga limpio.

Mezcla bien los ingredientes de la crema para el *topping*. Una vez frías las magdalenas, cúbrelas con la crema.

RINDE PARA 1 PERSONA (2 MAGDALENAS, SEGÚN EL TAMAÑO DEL MOLDE QUE UTILICES).

BESITOS DE COCO

Los besitos son una especie de galleta típica de mi país, muy similar a otros postres típicos de América Latina, como las conservas o cocadas mexicanas. Cuando era niña, mi abuelo Eroy, que trabajaba en el mercado popular del centro, venía a visitarnos los fines de semana y siempre traía besitos de coco. Hice esta receta inspirada en estas galletas —es una alternativa que preparé en uno de los primeros talleres de cocina que hice.

¼ taza de coco rallado

¼ taza de harina de almendras

¼ taza de nueces

¼ taza de azúcar de coco o miel, o a gusto

1 cucharada de canela en polvo

1 cucharada de aceite de coco

1 cucharadita de extracto de vainilla

Agua o leche de almendras, según sea necesario

4 cucharadas de proteína en polvo (opcional)

Precalienta el horno a 350°F (177°C).

Coloca todos los ingredientes en un bol y mezcla bien. Si la mezcla queda demasiada arenosa, añade un poco de leche o agua.

Forma pequeñas bolitas, colócalas sobre una bandeja cubierta con papel encerado y presiona cada bolita suavemente para aplastarlas y darles forma de galletas.

Hornea durante unos 15 minutos. Deja enfriar y disfruta.

RINDE PARA 2 PERSONAS (APROXIMADAMENTE 6 BESITOS O GALLETITAS).

MUFFINS DE TORTA NEGRA

Esta receta la creé para uno de mis talleres de cocina durante la gira que hice por Colombia, inspirada en la famosa torta negra navideña de mi país, pero presentada en forma de *muffins*.

PARA LA TORTA:

4 huevos

1 taza de harina de almendras

½ taza de edulcorante de fruta de monje (*monk fruit*)

½ taza del macerado (ver columna derecha)

3 cucharadas de cacao en polvo

2 cucharadas de yogur griego

1 cucharada de extracto de vainilla

½ cucharada de polvo para hornear

1 cucharadita de canela en polvo

Nueces troceadas, a gusto

PARA EL MACERADO*:

2 tazas de vino tinto

¼ taza de uvas pasas

¼ taza de ciruelas pasas, cortadas en trozos

¼ taza de dátiles, cortados en trozos

¼ taza de duraznos deshidratados, cortados en trozos

1 cucharadita de clavo en polvo

1 cucharadita de canela en polvo

*Mezclar todo y mantener en la nevera.

En una mezcladora, bate las claras a punto de nieve, agrega el edulcorante y continúa batiendo hasta blanquear las claras. Luego incorpora las yemas, los ingredientes líquidos y el macerado.

Mezcla en otro recipiente los ingredientes secos y añádelos poco a poco a la mezcla húmeda hasta incorporar bien.

Vierte la mezcla en un molde para *muffins* previamente engrasado, y hornea por unos 30 minutos a 350°F (177°C), o hasta que, al pinchar con un palillo de madera, este salga limpio.

RINDE PARA ENTRE 6 Y 8 PERSONAS (APROXIMADAMENTE 8 *CUPCAKES*, SEGÚN EL TAMAÑO DEL MOLDE QUE UTILICES).

"BIENMESABE"

El bienmesabe es un postre típico venezolano. Se parece mucho al popular tres leches, pero es de coco. Inspirada en ese postre tan delicioso, realicé esta versión que quedó estupenda.

PARA EL BIZCOCHO:

4 huevos

1 taza de edulcorante de fruta de monje (*monk fruit*)

¾ tazas de harina de almendras

4 cucharadas de coco rallado

½ cucharada de polvo para hornear

1 cucharadita de extracto de vainilla

Coco rallado, para decorar

Crema de coco, para decorar

Canela en polvo, para decorar

PARA HUMEDECER EL BIZCOCHO*:

2 tazas de leche de coco

2 cucharadas de edulcorante de fruta de monje (*monk fruit*)

1 cucharada de esencia de ron

Mezclar bien todos los ingredientes.

PARA LA CREMA DE COCO**:

1 taza de leche de coco

1 taza de coco rallado

8 dátiles, sin semilla

4 cucharadas de proteína en polvo con sabor a vainilla (opcional)

8 cucharadas de mantequilla de almendras

**Colocar los ingredientes en un procesador de alimentos y triturar bien.*

Para el bizcocho, bate las claras de huevo a punto de nieve, añade el edulcorante y bate a alta potencia, luego añade las yemas batiendo suavemente con movimientos envolventes. Incorpora el resto de los ingredientes de la misma forma.

Vierte la mezcla en un molde previamente enharinado (aceite de coco + harina de almendras). Hornea a 350°F (177°C) por al menos 30 minutos, o hasta que, al pinchar con un palillo de madera, este salga limpio.

Una vez listo el bizcocho, deja enfriar. Luego córtalo en dos, horizontalmente. Humedece la mitad del bizcocho con el líquido dulce, rellena con la crema de coco, repite con la otra capa de bizcocho decora y disfruta.

RINDE PARA ENTRE 6 Y 8 PERSONAS.

ALFAJORES

Estas galletitas son típicas de Argentina y Uruguay y son súper delicio-sas y perfectas para acompañar un cafecito. Como en casa tengo dos monstruos come-galletas, en especial mi esposo, las preparo a menudo y de diferentes maneras, siempre saludables.

1 taza de harina de almendras

¼ taza de harina de coco

⅓ taza de *monk fruit*, o azúcar de coco a gusto

3 cucharadas de harina o almidón de yuca (tapioca o *cassava*)

2 cucharadas de aceite de coco, derretido

¼ cucharadita de bicarbonato de sodio

¼ cucharadita de extracto de vainilla

1 huevo

Agua, según sea necesario

PARA EL RELLENO:

1 taza de dátiles

1 cucharadita de aceite de coco

Coco rallado, para decorar

Mezcla bien todos ingredientes de las galletas y, si es necesario, añade un poco de agua para unificar.

Con ayuda de un rodillo, extiende la masa sobre una lámina de pelí-cula transparente, cuidando de que no quede demasiado fina, y con un cortador redondo de galletas de tamaño pequeño corta varios círculos.

Coloca las galletas sobre una bandeja cubierta con papel parafinado. Hornea a 350°F (177°C) por unos 15 minutos, o hasta que se doren. Deja enfriar.

Para el relleno, deja en remojo los dátiles por al menos 1 hora. Es-curre y procésalos con el aceite de coco. Cocina este dulce en una olla a fuego medio por unos minutos, hasta que se oscurezca un poco. Rellena las galletitas con el dulce. También puedes rellenar con man-tequillas de nueces o mermeladas sin azúcar. Decora los bordes con coco rallado.

RINDE PARA 3 PERSONAS (APROXIMADAMENTE 8 ALFAJORES, DEPENDIENDO DEL TAMAÑO QUE LE DES A LAS GALLETAS).

BRAZO GITANO, O BRAZO DE REINA

Este es un postre típico de muchos países latinoamericanos. De hecho, es un postre tan común que a menudo se encuentra a la venta en las cafeterías o estaciones de servicio a lo largo de nuestro continente. Es fácil, esponjoso y tiene un sabor muy familiar.

PARA LA MASA:

5 huevos

1 taza de harina de almendras

1 taza de edulcorante (Stevia o el que prefieras), o a gusto

1 cucharadita de polvo para hornear

1 cucharadita de extracto de vainilla

½ taza de mantequilla de merey (marañón, cajú) o de almendra, sin sal ni azúcar añadida

⅓ taza de crema de coco

¼ taza de aceite de coco

1 pizca de sal rosada

PARA EL DULCE DE CARAMELO:

2 tazas de dátiles sin semilla, previamente remojados en agua por 30 minutos

PARA EL DULCE DE CARAMELO:

Procesa en la licuadora o procesador de alimentos los dátiles remojados, moliendo muy bien junto con el resto de los ingredientes. Reserva.

PARA LA MASA:

Bate las claras a punto de nieve y añade el edulcorante. Mezcla bien. Luego agrega las yemas, la harina de almendras, el polvo de hornear y, por último, el extracto de vainilla.

Vierte la mezcla en una bandeja rectangular forrada con papel parafinado. Hornea a 350°F (177°C) por al menos 15 minutos, o hasta que, al pinchar con un palillo de madera, este salga limpio.

Para armar el brazo gitano es importante que el bizcocho no se haya enfriado por completo, para que no se quiebre cuando lo enrolles. Si aún no tienes el relleno listo, un truco para no dejar secar el bizcocho es cubrirlo con un paño húmedo.

continúa en la próxima página

Esparce el dulce de caramelo sobre el bizcocho y enrolla con cuidado, con ayuda del papel parafinado. Coloca en la nevera por al menos una hora. Rebana y espolvorea con edulcorante de fruta de monje (*monk fruit*) pulverizado.

RINDE PARA ENTRE 6 Y 8 PERSONAS.

GUAYABITAS

La guayaba es, sin duda, una fruta muy consumida en nuestros países, en especial en Cuba y Puerto Rico. Una de las preparaciones que más me apasionan son las galletas rellenas de mermelada de guayaba. Aquí les dejo mi versión ligera.

PARA LA MASA:

4 tazas de harina de almendras

1 taza de leche de almendras

1 taza de edulcorante de fruta de monje (*monk fruit*), o a gusto

⅓ taza de mantequilla de almendras

2 claras de huevo

½ cucharadita de extracto de vainilla

½ cucharadita de polvo para hornear

¼ cucharadita de bicarbonato de sodio

1 pizca de sal rosada

PARA EL DULCE DE GUAYABA:

5 guayabas

2 tazas de edulcorante de fruta de monje (*monk fruit*), o a gusto

1 cucharadita de canela en polvo

¼ cucharadita de bicarbonato de sodio

1 sobre de gelatina sin sabor, en polvo (o 2½ cucharaditas de agar-agar)

PARA EL DULCE DE GUAYABA:

Pela y corta las guayabas en trozos y ponlas a cocinar en una cacerola con media taza de agua y con el edulcorante, hasta que estén blandas. Luego, si deseas, puedes colar la guayaba para eliminar las semillas. Licúa junto a la gelatina y cocina un rato más hasta que espese.

PARA LA MASA:

En un bol, mezcla todos los ingredientes hasta obtener una masa homogénea.

Extiende la mitad de la masa dentro de un recipiente para hornear. Cubre la masa con la mermelada de guayaba. Desmorona y rocía el resto de la masa sobre el dulce de guayaba, y si quieres darle un toque especial, añade un poco de queso fresco rallado encima antes de hornear.

Hornea a 350°F (177°C) por unos 15 a 20 minutos hasta que la galleta esté dorada. Deja enfriar. Después de desmoldar, corta en cuadritos y tendrás listas tus galletas.

RINDE PARA 3 PERSONAS (APROXIMADAMENTE 6 BARRITAS CUADRADAS).

PONQUÉ DE NARANJA

En Venezuela es muy común servir en las fiestas ponqué blanco decorado con glaseado, generalmente de naranja o limón, y muchas veces es lo que se acostumbra a dar de merienda a los niños. Pensando en nuestras tradiciones, e inspirada en las celebraciones de los cumpleaños, diseñé esta torta para que celebres o lleves a tu próxima fiesta de cumpleaños.

2 tazas de harina de garbanzos o de avena

4 huevos

1 taza de edulcorante de fruta de monje (*monk fruit*)

½ taza de crema de almendras

¼ taza de jugo de naranja

¼ taza de aceite de coco, derretido

1 cucharadita de polvo para hornear

1 cucharadita de ralladura de naranja

1 cucharadita de aceite esencial de naranja

Bate las claras a punto de nieve. Agrega el edulcorante y bate nuevamente. Luego añade las yemas, batiendo suavemente. Agrega los ingredientes líquidos poco a poco, alternando con los secos, previamente mezclados entre sí. Sigue batiendo suavemente.

Vierte la mezcla en un molde previamente engrasado con aceite en aerosol y hornea a 350°F (177°C) por al menos 40 minutos, o hasta que, al pinchar con un palillo de madera este, salga limpio.

RINDE PARA ENTRE 6 Y 8 PERSONAS.

MARQUESA DE CHOCOLATE

Este es un postre típico venezolano que seguro también encontrarás en otros países latinoamericanos. Se trata de un budín de chocolate con galletas remojadas en leche. Sabiendo lo amado que es este dulce, ¡me puse manos a la obra para crear mi versión saludable!

PARA EL CHOCOLATE:

4 tazas de leche de almendras

1 taza de edulcorante (Stevia o el que prefieras)

4 cucharadas de gelatina sin sabor, en polvo

4½ onzas de chocolate oscuro sin azúcar

4 cucharadas de polvo de proteína de chocolate (opcional)

1 cucharada de cacao en polvo (opcional)

Almendras fileteadas, para decorar

Pepitas de cacao (cacao nibs), para decorar

PARA LA GALLETA DE ALMENDRAS:

2 tazas de harina de almendras (o de avena)

6 cucharadas de dátiles, procesados

4 cucharadas de agua, o más para integrar toda la masa

2 cucharadas de aceite de coco

1 pizca de sal marina

PARA EL CHOCOLATE:

En una olla a fuego bajo, derrite el chocolate en 2 tazas de leche de almendras.

En una licuadora procesa el resto de la leche con la proteína, el cacao y la gelatina. Vierte esta mezcla en la olla con el chocolate derretido y cocina por unos minutos más. Reserva.

PARA LA GALLETA DE ALMENDRAS:

Mezcla todos los ingredientes en un bol.

Desmorona la masa con tus dedos sobre una bandeja cubierta con papel parafinado (no tiene que quedar uniforme) y hornea a 350°F (177°C) por unos 15 minutos, o hasta que se dore. Deja enfriar.

continúa en la próxima página

PARA ARMAR LA MARQUESA:

Coloca los trozos de galleta de almendra desmoronada en un recipiente y cubre con la mezcla de chocolate. Decora con almendras y pepitas de cacao.

Lleva a la nevera por al menos 2 horas, o hasta que cuaje.

Sirve la marquesa en porciones individuales y disfruta fría.

RINDE PARA ENTRE 6 Y 8 PERSONAS.

MOUSSE DE MANGO

El mango es una fruta muy popular en nuestro continente. En Venezuela, me encantaba innovar y sorprender a mis seres queridos con recetas familiares y locales deliciosas. Este dulce lo preparé especialmente para la boda de mi cuñada. Aquí comparto la receta, que es perfecta para una merienda de verano.

PARA EL MOUSSE:

2 mangos pintones (entre maduros y verdes), sin piel y cortados en trozos

2 tazas de leche de almendras

1 taza de coco rallado

1 taza de edulcorante (Stevia o el que prefieras), o a gusto

4 cucharadas de gelatina sin sabor, en polvo

2 yemas de huevo

PARA LA GUARNICIÓN:

1 mango pintón

1 cucharada de aceite de coco

Edulcorante, a gusto

Canela en polvo, a gusto

Coco rallado, a gusto

Para el mousse, licúa los mangos con el resto de los ingredientes. Lleva la mezcla a una cacerola y cocina a fuego medio bajo, moviendo constantemente por unos 10 minutos.

Sirve en copas individuales y deja enfriar. Lleva a la nevera hasta que cuaje (alrededor de una hora).

Mientras, corta el otro mango en julianas y saltéalo en una sartén con el aceite de coco, un poco de edulcorante y canela en polvo.

Sirve encima del mouse, y espolvorea con un poco de coco rallado.

RINDE PARA 3 PERSONAS.

ROSCA NAVIDEÑA

En México y otros países latinoamericanos existe la tradición de comer la Rosca de Reyes en el Día de Reyes. Esta celebración, aunque es de origen europeo, fue extendida por el catolicismo a distintos países de América Latina. La rosca simboliza el pasaje bíblico sobre el encuentro de los Reyes Magos con el niño Dios, que se conoce como Epifanía. También evoca las coronas de los Reyes Magos, cuya fruta de múltiples colores simboliza un mensaje de paz, amor y esperanza. Inspirada en esta hermosa tradición, creé esta versión más parecida a un ponqué, y el resultado fue completamente increíble.

2 tazas de harina de almendras

1 taza de crema de coco

1 taza de macerado rubio*

1 taza de edulcorante de fruta de monje (*monk fruit*)

½ taza de uvas pasas

½ taza de nueces

4 cucharadas de mantequilla clarificada o ghee

4 huevos

2 cucharadas de almidón de yuca (tapioca o *cassava*)

2 cucharadas de ron

1 cucharada de polvo para hornear

1 cucharadita de extracto de vainilla

Ralladura de 1 limón

PARA EL MACERADO RUBIO*:

¼ taza de duraznos deshidratados, cortados en cuadritos

¼ taza de uvas pasas rubias

¼ taza de mango deshidratado, cortado en cuadritos

¼ taza de arándanos rojos (*cranberries*) secos

¼ taza de dátiles secos, cortados en cuadritos

¼ taza de higos deshidratados, cortados en cuadritos

½ taza de ron

Mezcla bien todos los ingredientes.

En una batidora, bate la mantequilla con el edulcorante. Sin dejar de batir, agrega los huevos, uno a uno, la vainilla, el ron y la ralladura de limón. Luego incorpora las harinas, alternando con la crema de coco y el resto de los ingredientes.

Vierte en un molde de rosca previamente engrasado con aceite en aerosol, y cocina a 350°F (177°C) por al menos 40 minutos, o hasta que, al pinchar con un palillo de madera, este salga limpio.

RINDE PARA ENTRE 6 Y 8 PERSONAS.

PIE DE PARCHITA

La parchita tiene varios nombres, entre ellos fruta de la pasión, parcha o maracuyá. Esta fruta tropical, ácida y ligeramente dulce es perfecta para incorporar en meriendas dulces. Cuando era niña y mi papa llevaba parchitas a casa, me encantaba partirlas en dos y comérmelas directamente desde la cáscara, sacando la pulpa con una cuchara. En los países de América Latina es muy común comerla como fruta y utilizarla en la preparación de diferentes platillos dulces o salados. Esta delicia saludable se deshace en tu boca.

PARA LA MASA:

1½ taza de harina de almendras

4 cucharadas de dátiles, molidos

2 a 4 cucharadas de agua, para la masa

2 cucharadas de aceite de coco, derretido, o aceite de oliva

1 pizca de sal marina

PARA LA CREMA DE PARCHA:

6 huevos

1 taza de edulcorante (Stevia o el que prefieras), o a gusto

½ taza de jugo de parcha (fruta de la pasión, *passion fruit* o maracuyá)

8 cucharadas de mantequilla clarificada o ghee, o mantequilla normal, sin sal, o 6 cucharadas de aceite de coco, derretido

4 cucharadas de proteína en polvo sabor a vainilla (opcional)

PARA LA MASA:

Mezcla bien los ingredientes secos. Luego añade el aceite y el agua, poco a poco, hasta integrar. De ser necesario, añade una cucharada de agua extra. Forma una masa uniforme que no se pegue a las manos.

Coloca y presiona la masa en un molde para *pie* o tartaletas, previamente engrasado con aceite en aerosol. Hornea a 350°F (177°C) por 10 a 15 minutos aproximadamente.

PARA LA CREMA DE PARCHITA:

Mientras se hornea la corteza o concha del pastel (*crust*), coloca sobre la estufa, a fuego bajo, un bol dentro de una cacerola con agua caliente: técnica de baño maría. Con ayuda de una paleta o cuchara de

continúa en la próxima página

madera, mezcla en él los huevos, el edulcorante y el jugo de parcha. Cocina por cerca de 10 minutos, removiendo hasta que se torne pálido y cremoso.

Retira el bol del baño maría. Añade el aceite y mezcla suavemente. Agrega la proteína, si deseas, integrando bien hasta que no queden grumos. Vierte esta crema sobre la corteza de galleta y refrigera por al menos una hora.

RINDE PARA ENTRE 6 Y 8 PERSONAS.

FLAN DE COCO

En Ecuador, el flan de coco es un postre súper popular y ¡es muy fácil de hacer! En casa, mi mama solía preparar el quesillo, que es una especie de flan típico en mi país, pero sin coco, y era de mis postres favoritos. En esta receta combino tanto la tradición de mi casa con el sabor de la versión ecuatoriana.

PARA EL FLAN:

2 tazas de leche de coco (con 10% de grasa saturada como mínimo)

1 taza de edulcorante de fruta de monje (*monk fruit*)

4 huevos

⅓ taza de coco rallado

½ cucharadita de extracto de vainilla

PARA EL CARAMELO:

1 taza de edulcorante de fruta de monje (*monk fruit*)

¼ taza de agua

1 cucharada de miel

1 cucharada de extracto de vainilla

En una cacerola, mezcla todos los ingredientes del caramelo y cocina a fuego bajo/medio hasta que espese.

Transfiere el caramelo a un molde pequeño y cubre toda la superficie. Reserva.

Licúa todos los ingredientes del flan, excepto el coco rallado. Transfiere a un bol y mezcla el coco rallado.

Vierte la mezcla sobre el molde con el caramelo. Hornea a baño maría a 350°F (177°C) por unos 40 minutos, o hasta que, al pinchar con un palillo de madera, este salga limpio.

#JOHATIP: *Para cocinar en el horno a baño maría, coloca un recipiente dentro de otro más grande con agua, para que el agua caliente cocine el alimento y no el calor del horno o del fuego directamente.*

RINDE PARA 4 PERSONAS.

CREMA PASTELERA

Esta crema es perfecta para preparar enrollados, milhojas, *cupcakes* y tortas de todo tipo. A mi hijo le encantó cuando probó la original, que lleva mucha azúcar refinada, y eso me motivó a preparar mi propia versión saludable.

3 tazas de leche de almendras o de coco

3 yemas de huevo

1 taza de edulcorante de fruta de monje (*monk fruit*)

¼ taza de almidón de maíz o de yuca (tapioca o *cassava*)

2 cucharadas de proteína en polvo con sabor a vainilla

½ cucharadita de extracto de vainilla

½ cucharadita de ralladura de naranja

1 pizca de canela

En un bol, bate con batidor manual 2½ tazas de leche con el resto de los ingredientes, excepto el almidón. Cocina en una cacerola a fuego bajo, moviendo constantemente.

En una taza aparte, con la ½ taza de leche restante, bate el almidón de maíz.

Después de haber cocinado la mezcla de leche por unos minutos, añade el almidón de maíz y cocina hasta que espese. Deja enfriar antes de usar en cualquier postre.

RINDE PARA 2 PERSONAS.

TORTA TRES LECHES

Si bien yo soy amante del chocolate oscuro, mi esposo es lo opuesto, y es por eso que ama este dulce. La torta tres leches es un postre popular en todo nuestro continente, y hay mil maneras de hacerlo, logrando diferentes texturas. Cada vez que hago esta versión en casa, todos quedan encantados.

PARA EL PONQUÉ:

1 taza de harina de almendras

4 huevos

¾ taza de edulcorante

1 cucharadita de extracto de vainilla

1 cucharadita de polvo de hornear

PARA EL DULCE:

2 tazas de leche cremosa de
   almendras, sin azúcar

2 cucharadas de esencia de ron

4 cucharadas de edulcorante de fruta
   de monje (*monk fruit*)

4 cucharadas de proteína en polvo
   con sabor a vainilla (opcional)

1 cucharadita de extracto de vainilla

Crema pastelera (ver receta anterior
   a esta), para decorar

Almendras fileteadas, para decorar

PARA EL PONQUÉ:

Bate las claras a punto de nieve, añade el edulcorante y bate hasta blanquear. Luego añade las yemas y el extracto de vainilla, y bate suavemente. Incorpora poco a poco la harina, mezclada con el polvo de hornear.

Vierte la mezcla sobre un molde de vidrio o cerámica previamente engrasado. Hornea a 350°F (177°C) por unos 20 minutos, o hasta que, al pinchar con un palillo de madera, este salga limpio. Reserva.

PARA EL DULCE:

Mezcla todos los ingredientes en una licuadora hasta unificar bien.

PARA ARMAR LA TORTA TRES LECHES:

Pincha el bizcocho varias veces con un tenedor. Vierte el dulce líquido sobre el bizcocho tibio, para que lo absorba más rápido.

continúa en la próxima página

Introduce la crema pastelera en una manga. Decora con ella la superficie del bizcocho húmedo y espolvorea con almendras fileteadas.

Espera a que se enfríe completamente y llévalo a la nevera.

Sirve frío.

RINDE PARA ENTRE 6 Y 8 PERSONAS.

NATILLA LIGERA

Este postre es típico Colombia. No hay Navidad sin natilla en ese país hermoso. Allí la preparan de diferentes sabores. La primera vez que la probé fue en una de nuestras giras a ese país para dictar nuestros cursos de cocina saludable, cuando nuestra amiga Sandra nos presentó esta delicia en Bogotá. Me recordó un poco al majarete, un dulce típico de mi Venezuela. El haberlo probado en esa oportunidad me ayudó cuando nos tocó hacer la presentación final en nuestros estudios de gastronomía, donde preparé natillas de diferentes sabores. Fueron un éxito total.

3 tazas de leche de almendras

1 taza de leche de coco

½ taza de coco rallado

⅓ taza de edulcorante de fruta de monje (*monk fruit*)

¼ taza de uvas pasas (opcional)

5 dátiles, remojados

8 cucharadas de proteína en polvo con sabor a vainilla

2 cucharadas de agar-agar

1 cucharada de aceite de coco

1 cucharada de esencia de ron (opcional)

½ cucharadita de extracto de vainilla

2 palitos de canela entera

Canela en polvo, a gusto

Mezcla en la licuadora la leche de almendras, la leche de coco, los dátiles y la proteína en polvo. Coloca media taza de esta mezcla en una taza separada. Reserva.

Coloca el resto de la mezcla en una cacerola con las ramas de canela, el coco rallado, la canela en polvo, el extracto de vainilla y el edulcorante, y cocina a fuego medio por unos minutos.

Disuelve el agar-agar en la taza con leche que has reservado. Viértelo en la cacerola con el resto de la mezcla. Deja que hierva moderadamente, revolviendo a menudo para evitar que se hagan grumos. Por último, añade el aceite de coco y mezcla bien.

Vierte la mezcla en un molde y deja enfriar en la nevera por lo menos una hora, o hasta que cuaje.

Sirve con canela espolvoreada.

RINDE PARA ENTRE 4 Y 6 PERSONAS.

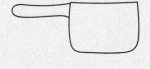

Salsas y aderezos

Mayocate, barbiruela
y otras creaciones

SALSA DE CILANTRO

Una de las cosas que puede sumar con facilidad calorías vacías a tus comidas son las salsas, ya que la mayoría tienen mucho sodio, grasas y azúcares. En nuestros países de América Latina, existe la costumbre de acompañar todas las comidas con alguna salsa. Es por eso que necesitamos opciones más saludables. La primera vez que probé esta salsa fue en uno de esos restaurantes que se especializan en pollo asado, y quedé encantada. Por supuesto, no era nada saludable, ya que estaba hecha con mayonesa comercial. Enseguida llegué a casa, lista para hacer mi propia versión más nutritiva. Allí fue cuando me inventé esta salsa deliciosa que queda genial con carnes y ensaladas.

1 taza de cilantro, picado finamente

4 cucharadas de yogur griego

2 cucharaditas de cebolla, cortada, en cuadritos

1 cucharadita de mostaza

1 cucharadita de aceite de oliva

1 pizca de sal marina o baja en sodio

Jugo de 1 limón

Pimienta, a gusto

Procesa todo en la licuadora y conserva en la nevera.

RINDE PARA 2 PERSONAS.

BARBIRUELA

Esta salsa la hice con ciruelas pasas, inspirada en la salsa barbacoa que a mi hijo le fascina, y el resultado fue estupendo. Por supuesto, es mucho más nutritiva que las que se consiguen en el mercado.

15 ciruelas pasas

1 tomate sin piel

½ taza de agua

½ sobre de edulcorante (Stevia o el que prefieras)

1 cucharada de vinagre o vinagre balsámico

1 pizca de sal marina

1 pizca de pimentón (*paprika*) ahumado, a gusto

1 pizca de jengibre en polvo

1 toque de pimienta, pimienta de cayena o chipotle

Jugo de 1 limón grande

Coloca todos los ingredientes en una olla mediana. Cocina a fuego medio hasta que se evapore un poco el agua y las ciruelas se inflen o hidraten.

Pasa el contenido de la olla a un procesador de alimentos y procesa hasta obtener una salsa cremosa, ni muy espesa ni muy líquida.

Conserva en la nevera.

RINDE PARA 3 PERSONAS.

ADEREZO PARA ENSALADA CÉSAR

La famosa ensalada César fue una de esas comidas con las que definitivamente enamoré a mi esposo. Por supuesto, al principio se la hacía con el aderezo original. Cuando cambiamos nuestro estilo de vida y aprendí a preparar los alimentos de una manera más consciente, creé esta opción más saludable que lo fascinó igualmente.

2 cucharadas de yogur griego

1 cucharada de mostaza

1 cucharada de aceite de oliva

½ cucharadita de pasta de anchoas

1 pizca de sal marina

Ajo en polvo, a gusto

Mezcla bien todos los ingredientes con un tenedor y… listo. Conserva en la nevera.

RINDE PARA 1 PERSONA.

BECHAMEL DE COLIFLOR

En mi búsqueda por transformar todas las comidas a una versión más saludable, conseguí hacer esta deliciosa salsa que también es de esos básicos en la cocina saludable, pues la usarás en diversas recetas de este libro. Puedes utilizarla como complemento para cualquier tipo de pasteles, vegetales y más.

½ libra de coliflor

2 tazas de leche de almendras

1 cebolla grande, cortada en cuadritos

1 diente de ajo pequeño, machacado

½ cucharadita de nuez moscada en polvo

1 pizca de sal marina o baja en sodio

Pimienta, a gusto

2 tazas de agua

En una cacerola, saltea la cebolla con un poco de aceite de oliva hasta que transparente. Añade el ajo, y luego la coliflor en trozos con un poco de agua. Tapa y deja cocinar hasta que se ablanden bien.

Escurre y licúa con una taza de leche de almendras para empezar, añadiendo más si es necesario, buscando la consistencia de la salsa bechamel original.

Condimenta con una pizca de sal marina o baja en sodio, nuez moscada en polvo y un toque de pimienta.

Conserva en la nevera.

RINDE PARA 4 PERSONAS.

SALSA TÁRTARA DE YOGUR GRIEGO

En Venezuela, la salsa tártara es la favorita para acompañar las empanadas. Esta es mi versión sin mayonesa. Fue una de las recetas que enseñé a preparar en mi primer taller de cocina saludable.

½ taza de yogur griego

¼ cebolla blanca

2 ramitas de cebollín (cebolleta, cebolla larga, cebolla de cambray)

2 cucharadas de aceite de oliva

1 cucharada de apio (*celery*)

1 cucharada de puerro (ajo porro)

1 cucharada de alcaparras

1 cucharada de mostaza

3 ramitas de cilantro

1 pizca de sal rosada

Pimienta, a gusto

Procesa todos los ingredientes en la licuadora. Sirve para acompañar con empanadas, ensaladas, tequeños, arepas, carnes y más. Conserva en la nevera en un recipiente de vidrio, tapado.

RINDE PARA 6 A 8 PERSONAS.

MAYOCATE

Este fue uno de mis inventos más ricos en cuanto a salsas se refiere, y
le puse este nombre porque sabe a mayonesa, pero se hace con aguacate. En el proceso de mejorar la alimentación de mi familia, necesitaba
tener diferentes tipos de salsas en casa para que mi esposo y mi hijo
no sintieran tan radicalmente el cambio que estaba realizando en la
preparación de sus comidas. Estas pequeñas estrategias me ayudaron
a ganar la batalla saludable.

½ taza de aguacate triturado

½ taza de yogur griego

1 cucharadita de mostaza

1 pizca de sal

1 pizca de pimienta

Tritura el aguacate con un tenedor y mezcla con el resto de los ingredientes. Consume al momento.

RINDE PARA 3 PERSONAS.

VINAGRETA DE MANZANA

El problema con las vinagretas es que la fórmula original es puro aceite con un poquito de vinagre. En la cocina saludable, la idea es hacer justamente lo contrario.

8 cucharadas de vinagre de manzana

3 cucharadas de aceite de oliva

1 cucharadita de jengibre, rallado

1 pizca de sal

1 pizca de edulcorante de fruta de monje (*monk fruit*)

Mezcla todos los ingredientes, batiendo efusivamente hasta emulsionar. Conserva en la nevera.

RINDE PARA 2 PERSONAS.

SALSA AGRIDULCE DE MANGO

Esta salsa queda espectacular con ensaladas, carnes, aves o pescados. La primera vez que la enseñé fue en Barranquilla, para acompañar un plato con camarones, y el resultado fue espectacular.

2 mangos pintones pequeños
Jugo de 2 limones

1 pizca de edulcorante (Stevia o el que prefieras)
1 pizca de sal marina y pimienta

Mezcla todos los ingredientes en el procesador de alimentos o licuadora. Conserva en la nevera.

RINDE PARA 4 PERSONAS.

SALSA VERDE

Esta salsa la hice un día juntando lo que conseguí en la nevera, porque no tenía aguacate, de donde pensaba obtener la grasa buena que balanceara el menú del día. En su lugar, utilicé las semillas de girasol, el marañón y el aceite de oliva como grasas buenas. Esta salsa es deliciosa y súper nutritiva.

½ calabacín crudo

2 cucharadas de semillas de girasol, tostadas

2 cucharadas de marañón (merey) tostado

1 cucharadita de aceite de oliva

1 cucharadita de mostaza

1 pizca de sal

Cebollín (cebolleta, cebolla larga, cebolla de cambray)

Cilantro, a gusto

Procesa todos los ingredientes y sirve. Conserva en la nevera.

RINDE PARA 4 PERSONAS.

SALSA DE AGUACATE Y CÚRCUMA

Esta salsa está inspirada en la salsa huancaína peruana, pero se prepara sin ingredientes de origen animal. El resultado es estupendo; es perfecta para acompañar cualquier comida. Además, es súper nutritiva y, gracias a la cúrcuma, antiinflamatoria.

½ aguacate

¼ calabacín crudo sin piel

1 ají dulce amarillo o naranja

1 cucharada de aceite de oliva

1 pizca de cúrcuma

1 pizca de pimienta

1 pizca de sal rosada

Ajo en polvo, a gusto

Cebolla en polvo, a gusto

Un poco de agua, hasta lograr la consistencia deseada

Lleva todo a la licuadora y procesa bien. Conserva en la nevera.

RINDE PARA 4 PERSONAS.

MAYONESA VEGANA

En la gastronomía latina, es muy común el uso de la mayonesa. Para sustituirla, he creado varias salsas saludables a base de yogur griego. Tratando de crear opciones libres de lácteos, me inventé esta versión de mayonesa vegana que quedó realmente deliciosa. Si eres intolerante a los lácteos, esta salsa es para ti.

½ calabacín crudo, sin piel

3 cucharadas de semillas de girasol, tostadas

2 cucharadas de cebolla cortada

1 cucharada de aceite de oliva

1 cucharadita de mostaza

1 diente de ajo machacado

1 pizca de sal rosada

Jugo de 1 limón

Lleva todo a la licuadora y procesa muy bien. Conserva en la nevera.

RINDE PARA 6 PERSONAS.

CHIMICHURRI DE DON LIGERO

Mi esposo cocina delicioso y, de vez en cuando, cuelgo mi delantal para dejarme consentir por él. Para mí, su fuerte en la cocina son los asados, ceviches, bebidas y, sin duda, las salsas para acompañar los asados. En Venezuela teníamos la costumbre de reunirnos los fines de semana con amigos y familiares y, por supuesto, nosotros nos encargábamos de cocinarlo todo. En una de esas reuniones, Don Ligero nos sorprendió con este aderezo. El chimichurri es originario de Argentina y combina bien con todo tipo de carnes y guarniciones.

¼ taza de aceite de oliva

2 dientes de ajo, machacados

1 cucharada de hojas de perejil fresco, finamente picado

2 cucharadas de orégano deshidratado

2 cucharadas de vinagre blanco

2 cucharadas de pimiento (pimentón) verde, finamente picado

2 cucharadas de cebollín (cebolleta, cebolla larga, cebolla de cambray), finamente picado

2 cucharadas de cilantro fresco, finamente picado

Jugo de 2 limones

Sal, a gusto

Pimienta, a gusto

Coloca todas las hierbas, frescas y secas, en el mortero. Muele todo hasta integrar bien. Agrega poco a poco el aceite de oliva y sigue moliendo. Agrega la sal y la pimienta.

Conserva en la nevera.

#JOHATIP: *El aceite se tornará verde y cobrará una textura diferente. Esta es una señal de que está listo el chimichurri.*

RINDE PARA HASTA 4 PERSONAS.

GUASACACA DE DON LIGERO

Esta es una salsa muy típica de Venezuela, y es muy común acompañarla con los asados de res. Es un poco menos aceitosa que el chimichurri porque el ingrediente estrella es el aguacate, una excelente fuente de grasa buena.

1 aguacate

1 cebolla mediana

1 pimiento (pimentón) verde pequeño

3 cucharadas de vinagre blanco

2 cucharadas de aceite de oliva

1 ramillete de cilantro

1 ramillete de perejil

2 dientes de ajo pequeños

Sal, a gusto

Pimienta, a gusto

Corta el aguacate, la cebolla, el pimiento, el ajo, el cilantro y el perejil en tamaños manejables. Procésalos bien y disfruta.

Conserva en la nevera.

RINDE PARA 4 PERSONAS O MÁS.

PICANTE DE DON LIGERO

En la mayoría de las gastronomías latinoamericanas encontramos algún picante. El picante tiene la habilidad de despertar nuestras papilas gustativas y, de esta manera, permitirnos apreciar mejor todos los sabores de una comida. Mi esposo es amante del picante y con él aprendí a comerlo. Él se convirtió en un experto en la materia, un verdadero explorador de ajíes. En lo personal, a mí me gusta el picante que no sea tan fuerte y que tenga suficiente picor para resaltar los sabores de cualquier carne, vegetal o, como buena venezolana, ¡empanada!

½ libra de ají (chile) habanero rojo, cortado

1 diente de ajo, cortado

¼ taza de mostaza

1 cucharada de aceite de oliva

1 pizca de sal rosada

1 pizca de pimienta

Coloca todos los ingredientes en un procesador de alimentos y tritura hasta obtener una mezcla homogénea.

Conserva en la nevera.

RINDE PARA 2 PERSONAS.

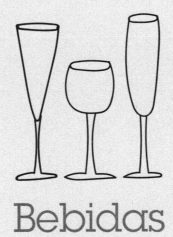

Bebidas

Depurativas, refrescantes...
¡y para ocasiones especiales!

BATIDO DE ALOE, MANZANA Y PIÑA

Este batido desintoxicante es fantástico para mejorar la digestión y combatir el estreñimiento, eliminar la retención de líquidos, quemar grasa, combatir las hemorroides y regular la función intestinal.

1 taza de jugo de piña natural

1 manzana pequeña, cortada

1 cucharada de aloe vera (sábila)

2 cucharadas de alga espirulina en polvo

Procesa todos los ingredientes en la licuadora hasta obtener un batido homogéneo y libre de grumos.

RINDE PARA 2 PERSONAS.

AGUA CON CHÍA Y LIMÓN

Además de refrescante, esta es una bebida capaz de depurar el organismo, aportar numerosos antioxidantes y facilitar la pérdida de peso. Ayuda a promover la eliminación del tejido adiposo acumulado en el organismo, ya que actúa como un buen diurético y combate el estreñimiento. Cuando las semillas de chía entran en contacto con el agua, forman una capa hipocalórica. Es decir, al llegar al estómago aumentan en volumen, nos sacian y estimulan la digestión y la depuración del organismo.

1 cucharadita de semillas de chía   Jugo de 1 limón
1½ tazas de agua

Deja las semillas de chía en remojo con medio vaso de agua durante una hora. De este modo, además de reblandecerse formarán ese gel tan característico de este alimento.

Mezcla el jugo de limón con el agua restante y, luego, con las semillas de chía gelatinosas.

Disfruta.

#JOHATIP: *Para obtener mayores beneficios, es recomendable tomar el agua de chía con limón cada mañana, en ayunas, cuando el sistema digestivo está vacío. Además de ser bueno para la salud, será una ayuda estupenda para bajar de peso.*

RINDE PARA 1 PERSONA.

AGUA DE PIÑA

El agua de piña es un maravilloso líquido con beneficios tanto depurativos como diuréticos; ayuda a disolver los cálculos renales y a eliminar el exceso de líquido corporal. También es una manera fantástica de utilizar las partes de la piña que normalmente se desperdiciarían.

1 litro de agua

Cáscaras de una piña entera

2 cucharadas de linaza molida
  (*flax seed*)

1 cucharadita de canela en polvo

Lava bien las cáscaras de piña.

En una cacerola grande, coloca el litro de agua con las cáscaras de piña, la canela y la linaza. Tapa y deja hervir durante media hora a fuego medio.

Deja refrescar. Cuando alcance temperatura ambiente, cuela el agua para eliminar impurezas y reserva en la nevera.

#JOHATIP: *Puedes tomar el agua de piña en ayunas. Bebe de 2 a 3 vasos al día, repartidos entre las tres comidas principales del día.*

RINDE PARA ENTRE 6 Y 8 PERSONAS.

JUGO VERDE BÁSICO

Los jugos verdes son ideales para comenzar el día, ya que combinan los nutrientes de los vegetales y las frutas, y nos incentivan a alimentarnos bien el resto de la jornada. Este jugo es antioxidante, desintoxicante y depurativo. Esta es solo la base. Puedes ponerte creativo, recordando siempre la fórmula mágica de los jugos: una fruta + muchos vegetales.

1 taza de jugo de limón o de naranja

1 pepino

1 tallo de apio (*celery*)

1 trozo de jengibre crudo, pelado

1 taza de espinaca, o col rizada bebé

Agua, a gusto

Procesa bien todos los ingredientes en la licuadora, agregando más o menos agua según la consistencia que desees.

Disfrútalo frío.

RINDE PARA 1 PERSONA.

AGUA DE PEPINO Y CÚRCUMA

La cúrcuma es una especia muy potente, anticancerígena, antiinflamatoria, súper antioxidante y depurativa. También ayuda a acelerar el metabolismo, lo cual es beneficioso para perder peso.

1 vaso de agua

1 limón, cortado en cuatro

4 hojas de hierbabuena o menta

1 pepino, cortado en rebanadas

¼ cucharadita de cúrcuma

En un vaso, coloca los cuatro trozos de limón y presiónalos con ayuda de un pilón, hasta que salga el jugo. Agrega las hojas de hierbabuena o menta y presiona de nuevo para triturar. Agrega el agua, la cúrcuma y las rebanadas de pepino. Mezcla bien.

Disfrútala fría.

RINDE PARA 1 PERSONA.

AGUA DE JAMAICA DE DON LIGERO

Cuando estábamos estudiando cocina internacional, mi esposo era el experto en bebidas y deslumbraba a nuestros Master Chefs con sus creaciones. Durante uno de nuestros talleres de cocina saludable, preparó esta agua típica de México para los participantes, y todos le rogaron que compartiese la receta. ¡Aquí la tienen!

1 litro de agua

3½ onzas de flor de Jamaica seca

5 fresas, cortadas en rodajas

Jugo de 2 limones grandes +
  2 limones cortados en rodajas

3 clavos de olor

3 granos de malagueta (Allspice,
  pimienta dulce), o pimienta de
  Jamaica

Canela en polvo, a gusto

Cúrcuma en polvo, a gusto

⅓ taza de fruta de monje (*monk fruit*)
  a gusto.

En una cacerola, coloca el agua y la flor de Jamaica seca, la cúrcuma, los clavos de olor, la malagueta y la canela. Hierve por 30 minutos y luego deja reposar por 3 horas.

Cuela el agua de Jamaica y agrega el jugo y las rodajas de limón y las rodajas de fresas. Endulza a tu gusto.

Disfrútala fría.

RINDE PARA 4 PERSONAS.

REFRESCO DE LIMÓN

Una de las cosas que definitivamente nos toca olvidar cuando cambiamos nuestro estilo de vida es las sodas azucaradas, terribles para nuestra salud. Pero si quieres recordar ese sabor refrescante, te recomiendo pruebes este refresco saludable.

1 vaso de agua carbonatada (gaseada, *seltzer*)
Jugo de 2 limones

Edulcorante (Stevia o el que prefieras), a gusto

Mezcla todos los ingredientes.

Disfrútalo frío.

RINDE PARA 1 PERSONA.

LIMONADA DE FRESA

Venimos de una ciudad muy caliente (fue bautizada como "Horno City"). Por esta razón, las bebidas refrescantes no faltaban nunca en nuestra mesa. Es importante crear el hábito de tomar agua como bebida principal. Pero si queremos otras opciones, siempre es mejor preparar nuestras bebidas en casa que comprar las que venden en el supermercado, que están llenas de azúcares, químicos y conservantes.

2 tazas de agua

Jugo de 2 limones + ½ limón, sin semillas, pero con su cáscara

3 fresas

Hojas de hierbabuena, a gusto

Edulcorante (Stevia o el que prefieras), a gusto

Hielo, a gusto

En una licuadora, coloca las fresas, el jugo de limón y el medio limón entero, la hierbabuena, el agua y el edulcorante. Procesa bien.

Sirve con abundante hielo triturado.

RINDE PARA 2 PERSONAS.

REFRESCO DE JENGIBRE

En América Latina, el jugo de frutas frescas es esencial. Pero en nuestro estilo de vida saludable hemos aprendido que es mejor comer las frutas enteras, como meriendas, en lugar de acompañando nuestras comidas principales, ya que su nivel de azúcar añade calorías extras e incluso pueden interferir con la digestión de nuestras comidas. Por eso, siempre recurro a los refrescos con sabor a frutas. Ya conocen mi refresco de agua carbonatada con limón, y aquí les dejo una opción más atrevida: con jengibre.

1 vaso de agua carbonatada (gaseada, *seltzer*)

1 cucharada de jengibre fresco rallado

Jugo de 1 limón

Edulcorante (Stevia o el que prefieras), a gusto

Hojas de albahaca, trituradas

Mezcla muy bien todos los ingredientes.

Disfrútalo frío.

RINDE PARA 1 PERSONA.

CHICHA DE ARROZ

En nuestros países latinoamericanos, es muy típico encontrar bebidas a base de arroz o maíz. En Venezuela existe una bebida muy famosa a base de arroz que se sirve con leche condensada. ¡Una bomba! Pero, sin duda, es deliciosa. Es por eso que me di a la tarea de transformarla en su mejor versión y así poder seguir disfrutando de su sabor. Si se prepara de esta manera, respetando las medidas, bien podría resultar una merienda dulce, saludable y deliciosa.

½ taza de arroz integral, cocido sin sal

4 cucharadas de proteína en polvo
  con sabor a vainilla

8 onzas de leche de almendras

Procesa todo en la licuadora.

Sirve con bastante hielo y un poco de canela en polvo.

#JOHATIP: *Si la proteína en polvo de tu preferencia no es tan dulce, puedes añadir un poco de edulcorante de fruta de monje (monk fruit). Si no quieres utilizar proteína en polvo, agrega más leche de almendras y el edulcorante de tu preferencia.*

RINDE PARA 1 PERSONA.

PONCHE CREMA

Esta es una bebida típica de las navidades venezolanas, pero en varios países de América Latina se consumen bebidas muy parecidas, por ejemplo, el famoso "coquito" de Puerto Rico. Durante la época navideña, preparamos este ponche ligero y saludable.

4 tazas de leche de almendras

1 taza de edulcorante de fruta de monje (*monk fruit*)

8 yemas de huevo

¼ taza de ron

1 cucharada de extracto de vainilla

2½ cucharadas de maicena

4 cucharadas de proteína de polvo sabor a vainilla

Procesa todos los ingredientes en la licuadora, excepto la maicena.

Cocina la mezcla a fuego bajo/medio por unos 10 a 15 minutos.

Baja el fuego y agrega la maicena. Bate efusivamente y cocina por al menos 10 minutos más.

Deja enfriar y conserva en botellas de vidrio en la nevera.

RINDE PARA 4 PERSONAS.

Tu salud está en tus manos

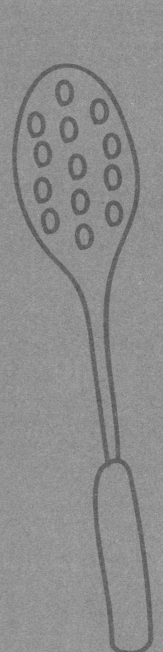

"Necesito encontrar mi salud. Necesito aprender".

Muchas veces, las cosas más importantes no se ven en la superficie. Cuando me descubrieron el prolapso en la válvula mitral y un pequeño soplo, fue debido a que sufrí un sincope, es decir, mi corazón dejó de bombear oxígeno al cerebro por un momento breve y perdí el conocimiento. Entonces era una adolescente. Me hospitalizaron y me realizaron miles de pruebas. Cuando me comunicó el diagnóstico, el doctor me dijo que no podría tomar bebidas oscuras, que debía tomar una pastilla de por vida, beber mucha agua, cuidar mi alimentación y otras cosas que en general ya hacía. También me dijo que no podría hacer ejercicios extremos. En efecto, cuando hacía alguna actividad física donde tenía que estar en constante movimiento por un tiempo, de pronto me faltaba la respiración y sufría taquicardias. La verdad es que sentía mucho miedo de volver a desmayarme y no poder despertar.

Durante mi embarazo sufrí mucho, ya que todo se intensifica durante este periodo. Practicaba yoga para sentirme mejor, pero tuvieron que controlarme con pastillas que subieran y bajaran mi ritmo cardiaco, y vigilarme durante todo el embarazo. Luego, durante la lactancia, me sentía muy débil, a pesar de que comía mucho (o, por lo menos, eso pensaba). Perdí mucho peso y me di cuenta de que, cuando amamantamos exclusivamente a nuestros hijos, estos pueden consumir desde 1.500 a 2.000 calorías en el día (y eso era, más o menos, lo que yo estaba comiendo diariamente). Solo al dejar de lactar fue que empecé a aumentar de peso, y como en aquella época estábamos teniendo tantos problemas económicos y trabajos que nos exigían mucho tiempo, descuidé mi alimentación. Mis niveles de grasa aumentaron, empeorando mi condición. No me gustaba como me veía ni como me sentía. No podía respirar bien, y me sentía como una viejita de 90 años desahuciada, aunque apenas tenía unos 25 años. Hasta que un día dije: "Ya, basta. Necesito encontrar mi salud, necesito aprender".

Todo cambió con mi nuevo estilo de vida, cuando comencé a contar nutrientes en lugar de calorías. Me empecé a sentir con más energía, y eso, junto con el ejercicio diario, logró aumentar mi resistencia física y fortaleció mi corazón. Desde que recibí ese abrumador diagnóstico, he participado en dos carreras de 10 kilómetros, trotando sin parar. Además, ahora puedo jugar un partido de fútbol con mi hijo, y seguirle el ritmo no tiene precio.

En el libro *Personas compran personas*, de Carlos Rosales, leí que cuando en una empresa los empleados no se fijan una motivación real, tienden a recaer en viejos hábitos, perjudicando la productividad. Entonces entendí que para iniciar un nuevo estilo de vida es necesario escoger una motivación sostenible, porque si decides empezar a cuidar tu salud solo para lograr un cuerpo esbelto y en forma, te aseguro que después de pasar unas semanas comiendo pollo al grill y vegetales al vapor, sí, tendrás tu anhelado abdomen, pero, ¿qué crees que pasará después? Lo más probable es que vuelvas a comer como antes y aumentes el doble de lo que perdiste, porque te creerás que ya tienes la fórmula para volver a lograrlo. Pero tu cuerpo no es un juguete, la vida es una sola y debemos cuidarla. Nuestra motivación real deber ser siempre la salud sostenible, y lo demás llegará como complemento. Lo que realmente importa es poder jugar un partido de fútbol con tu hijo y no ahogarte, poder ir a la cama y dormir sin miedo de no despertar, poder jugar y compartir con tus amigos. Sentirte bien contigo mismo.

Hoy en día soy una persona activa, me siento llena de vida y energía, y no tengo necesidad de tomar ningún medicamento para mi corazón. Mi mejor medicina fue adoptar un nuevo estilo de vida y mejorar mi alimentación. Recuerdo siempre lo que dice mi estimado entrenador José Fernández: "Comemos salud o comemos enfermedad".

CÓMO AYUDÉ A MI ESPOSO A ADELGAZAR

Todo lo que he aprendido, lo he compartido con mi familia, y ellos también han logrado alcanzar grandes mejorías. Mi esposo, Don Ligero, sufría de sobrepeso y era de esas personas renuentes que no quería saber nada de la comida saludable. La gente le decía que, si bien tenía una panadería saludable, él mismo no se veía tan "ligero". Él quería adelgazar, pero no quería escuchar mis consejos. No desayunaba y, para bajar de peso, dejó de cenar. Como se podrán imaginar, ese es uno de los errores más grandes que las personas cometen. No saben que dejar de comer los nutrientes que tu cuerpo necesita, puede ser igual de dañino que comer mal. De modo que ni rebajaba ni se sentía bien, y su humor era insoportable. Hasta que decidí prepararle los platos que más le gustaban, pero en versiones saludables.

Se los ponía sobre la mesa bien presentados, para llamar su atención, y así fue como empezó a desayunar y a aceptar la comida saludable. Un día despertó y me dijo: "¿Qué me hiciste? Antes podía estar sin comer nada hasta la hora del almuerzo, ¡sin probar un bocado!". Pero el cuerpo se acostumbra. Así como lo maleducamos, podemos también reeducarlo con buenos hábitos y alimentación. Creo que el ejemplo y la constancia que veía en mí, la determinación por querer conseguir una mejor forma y salud, también lo empezaron a motivar. Pero nuestros malos hábitos pasan factura: un día, después de comer tan mal, se enfermó del estómago. Le dio una gastritis severa que lo obligó a comer mejor y, por supuesto, me empezó a escuchar más.

La verdad es que la situación que vivíamos en nuestro país en esa época era muy estresante y desató en él varios ataques de ansiedad que se reflejaron en la salud de su estómago. Uno de los nervios más importantes de nuestro cuerpo es el que une el cerebro con el estómago, y es por ello que la mayoría de las emociones las sentimos directamente en el sistema digestivo. El estrés, además de ser uno de los factores detonantes de enfermedades como el cáncer, también detona hormonas que cohíben el proceso de pérdida de grasa, es decir, no te dejan rebajar esas libras de más. El estado de ánimo es determinante para tener una vida saludable, y el ejercicio ayuda mucho a liberar el estrés. Conocer todo eso hizo que mi esposo fuera cambiando su manera de ver su alimentación. Yo siempre lo involucraba, creando momentos de intercambio familiar, e inventaba salidas al parque para jugar con nuestro hijo, competencias de saltos de rana, juegos al escondite o cualquier otra actividad física que se me ocurriera.

Luego, él mismo encontró una actividad física que lo apasionaba: el *mountain biking* o ciclismo de montaña. Cuando nos dimos cuenta, ya había perdido 16 kilos, se sentía mucho mejor y lleno de vida. Sin embargo, por cosas de Dios, pasamos un susto terrible: uno de sus exámenes médicos indicó que padecía un tipo de cáncer de colon. En ese momento sentimos nuevamente el frío de un arma en medio de nuestra frente. Él sintió mucho miedo, y yo también, pero mi rol era darle fuerza y seguridad. Frente a él siempre me mostré fuerte, pero a solas lloraba y le pedía a Dios que todo fuera un error. Fuimos al gastroenterólogo y este se mostró dudoso ante los resultados, ya que no vio ningún síntoma de la enfermedad durante el examen, y nos sugirió llevar los resultados a otro laboratorio. Así lo hicimos, y nos mandaron a esperar.

Pasó más de un mes. Durante ese tiempo pude llenarme de fe. Confiaba en Dios y en que todo saldría bien. Por fin, nos llamaron del laboratorio y nos entregaron los nuevos resultados. Había sido lo que los médicos llaman un "falso positivo". Hasta el sol de hoy, no sé si fue efectivamente un error o un milagro, lo que sí sé es que fue una gran bendición.

Sin embargo, este susto nos enseñó una grandísima lección: no esperes a tocar fondo para cambiar la forma en la que vives y te alimentas, porque tu vida depende de ello. Después de este episodio, mi esposo se motivó tanto que decidió estudiar conmigo para ser chef. Ya no tengo que convencerlo, él mismo tomó las riendas de su salud. Entendió, un poco a las malas, la importancia de ello.

Perdió alrededor de 20 kilos de peso y no ha vuelto a padecer gastritis u otro trastorno estomacal. Trabajamos juntos no solo en nuestra empresa, sino también dictando talleres de cocina saludable. Compartimos nuestra pasión por ayudar a los demás, y ahora es una gran inspiración para todos los padres al demostrar que los hombres también pueden comer y cocinar sano, y ser un gran ejemplo para sus hijos.

¿CÓMO SE VE UN PLATO SALUDABLE?

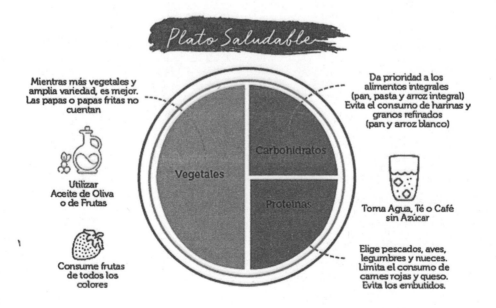

Basado en rigurosas investigaciones científicas realizadas en la prestigiosa Universidad de Harvard, este diagrama muestra el plato saludable ideal. Algunas de las características más destacadas de este plato, que reemplaza oficialmente la antigua pirámide de alimentos, son:

- Limitar el consumo de lácteos, debido a que estos causan adicción e intolerancias.
- Incluir grasas saludables como el aceite de oliva, aunque existen muchas otras fuentes de grasas buenas, entre ellas las nueces, el aguacate y las aceitunas.
- Las nueces son una fuente de grasas buenas que deben incorporarse a la alimentación. Incluir semillas, frutos secos, pipas de calabaza, girasol y sésamo, anacardos, y almendras. Son ricos en proteínas y minerales, y ayudan a equilibrar el colesterol.
- Los vegetales deben ser protagonistas en nuestro plato, y es importante que sean variados y de todos los colores, para así obtener mayores nutrientes.
- Tomar suficiente agua.
- Mantenerse activos y hacer ejercicio es fundamental.
- Incluir proteínas saludables de cortes magros, bajas en grasas, limitando el consumo de carnes rojas y cuidando las porciones. Lo ideal es que la porción de proteína animal sea, una vez cocida, del tamaño de la palma de la mano. Se deben evitar los embutidos y carnes procesadas.
- Consumir cereales integrales y carbohidratos naturales como la papa, la yuca, el plátano y la batata.
- Evitar las harinas refinadas, el pan blanco y los azúcares.

Como toda ciencia, la nutrición es un campo en evolución. Constantemente se realizan nuevos descubrimientos y debemos mantenernos al día, adaptarnos a los cambios y seguir los nuevos consejos.

Te invito a que, en vez de agobiarte con las diferencias que existen entre las tendencias alimenticias (como las dietas keto, paleo, mediterránea y vegana, entre otras), intentes encontrar las similitudes que comparten. Todas destacan, por ejemplo, la importancia de consumir más vegetales. De hecho, los más recientes estudios científicos afirman que el 50 por ciento de nuestra alimentación debe ser vegetales. Estos regímenes alimenticios también resaltan la importancia de cocinar en casa, usando ingredientes naturales, frutas y vegetales de temporada, y volviendo a los rituales alimenticios de nuestros antepasados, quienes no tenían alimentos procesados en su dieta.

Siempre recomiendo buscar ayuda y apoyo de profesionales en el área, bien sea un nutricionista o especialista certificado. En el mundo de la alimentación existe demasiada información y siempre surgen nuevas tendencias, por lo que es necesario buscar una persona con quien te identifiques para que sea tu guía.

Datos importantes:

- Al mezclar los cereales integrales con las grasas buenas, ayudamos a controlar el azúcar en la sangre y mejoramos la absorción de los nutrientes. Por ejemplo: pasta o pan integral con aguacate.
- Al mezclar los cereales integrales con los cítricos o frutas que contienen vitamina C, ayudamos al cuerpo a absorber mejor el hierro y los demás nutrientes que dichos cereales contienen. Por ejemplo: avena con fresas.

¿QUÉ CANTIDAD DEBO COMER?

Dios nos ha diseñado de manera perfecta, y cada cuerpo es único, así que la mejor herramienta para saber qué cantidades debemos consumir de cada alimento es entender nuestro cuerpo, lo que nos sienta bien y lo que no. Cada individuo es diferente y su alimentación dependerá de su gasto calórico diario, sus características físicas y sus condiciones especiales de salud.

Aquí te ofrezco una guía general que puedes adaptar a tus diversas necesidades y objetivos:

Proteína:

Porciones del tamaño de la palma de la mano (una vez cocida, ya que al momento de cocinarla se reduce).

Opciones: Pechuga de pollo, muslos de pollo, pavo, huevos, lomo de cerdo, pescados, cortes magros de carnes rojas, quinua, combinaciones de granos con legumbres o nueces (por ejemplo, arroz con frijoles, garbanzos o lentejas), torticas de arroz inflado con mantequilla de maní.

Carbohidratos:

Porciones del tamaño del puño cerrado (en el caso de las mujeres, ½ taza, y para los hombres, 1 taza).

Opciones: Arroz, quinua, granos, cereales integrales, tubérculos (por ejemplo, papa), batata, yuca, plátano. La absorción de los carbohidratos complejos es lenta, por lo que nos aportan energía por más tiempo. Por otro lado, las frutas son carbohidratos simples y son absorbidos de inmediato, por lo que aportan energía inmediata.

Vegetales:

Porciones del tamaño del cuenco que se forma con las dos manos. Son carbohidratos fibrosos, con muy pocas calorías y de bajo índice glicémico.

Opciones: Todos, en especial los de hojas verdes.

Grasas buenas:

Porciones del tamaño del dedo pulgar (1 cucharadita de aceite de oliva, 100 gramos de aguacate, un puñado de nueces, salmón, sardinas, entre otros).

Opciones: Aceite de oliva, aguacate, nueces, aceitunas, alcaparras, semillas de ajonjolí.

Frutas:

Lo recomendable es consumir 1 taza de frutas al día para mantenerte saludable. Lo ideal es consumirla entera para aprovechar al máximo la fibra y vitaminas de su cáscara.

Opciones: Todas las frutas son ricas en vitaminas. Si estás en plan de pérdida de peso, opta por aquellas de bajo índice glicémico, por ejemplo: frutos rojos, manzana, kiwi, arándanos, entre otras.

Una nota sobre los jugos verdes:

Me encanta comenzar el día con un jugo verde: pura vida en un vaso. Los jugos verdes nos pueden ayudar a desintoxicar, purificar y nutrir nuestro organismo con una bomba de vitaminas, antioxidantes rejuvenecedores, fibras vegetales y minerales.

¿Cómo los preparamos? Lo ideal es seguir la siguiente fórmula: 1 fruta + muchos vegetales. Solemos cometer el error de incorporar piña, banana, un puñado de fresas y dos hojitas de espinaca. ¡Esa no es la idea! Debe ser lo contrario.

Es recomendable tomar estos jugos en ayunas. Ten en cuenta que un jugo verde no es un sustituto de comida, sino un complemento muy importante para tu alimentación.

GUÍA DE SUSTITUCIÓN DE ALIMENTOS

Para transformar tus comidas en su mejor versión, es necesario sustituir ingredientes que no aportan beneficios para la salud por ingredientes más sanos. Aquí te dejo las alternativas más comunes:

- En lugar de aceites vegetales (maíz, soya, canola, de palma), usa aceites de frutas como el de oliva, coco o aguacate.
- En lugar de azúcar refinada, usa edulcorante natural como Stevia o azúcar de fruta de monje, azúcar de coco, etc.
- En lugar de bebidas azucaradas (sodas, refrescos), toma agua o té natural.

- En lugar de harinas refinadas (harinas blancas), usa harinas integrales o de tubérculos o nueces o legumbres. Si usas harinas a bases de frutos secos, recuerda adaptar las cantidades, especialmente si las utilizas en la repostería.

- En lugar de embutidos, come esas mismas proteínas horneadas y finamente rebanadas (pollo, pavo, lomo de cerdo).

- En lugar de cereales azucarados (por ejemplo, *corn flakes*), come avena o granola hecha en casa.

- En lugar de leche de vaca, bebe leches vegetales (de almendra, de coco, soya, etc.).

- En lugar de salsas comerciales, sazona con especias, aderezos con yogur y vinagretas caseras.

- En lugar de sal refinada, usa sal marina o rosada.

- Come quesos con moderación, preferiblemente bajos en lactosa, como el queso de cabra, queso feta, queso de cuajada (*cottage cheese*), requesón (queso ricota), queso parmesano o quesos madurados o de vacas de pastoreo. Si deseas perder grasa, lo mejor es evitarlos. En este caso, opta por quesos vegetales, ocasionalmente, como el de almendras.

- En lugar de mayonesa, crema de leche o queso crema, utiliza yogur griego, crema de coco o mayonesa vegana.

Alternativas para seguir una dieta baja en carbohidratos:

- En lugar de arroz, utiliza coliflor triturada (ver receta de Arroz de coliflor en la sección de Cenas).

- En lugar de puré de papa, come puré de coliflor (ver receta de Puré de coliflor en la sección de Cenas). Utiliza chayote hervido, sin piel ni semillas, en vez de papa en tu preparación de sopas y ensaladas.

- En lugar de pasta, come calabacín en espirales o calabaza espagueti (*spaguetti squash* o alcayota)

- En lugar de plátano, usa panapén (pana, fruta pan, yaca, *jackfruit*).

- Para hacer las galletas, magdalenas, tortas y panes tradicionales, usa harina de coco o de nueces o legumbres.

MALOS HÁBITOS QUE TE HACEN ENGORDAR:

- Comer viendo la televisión, el teléfono o la computadora es muy mal hábito, ya que estás distraído y puedes comer mucho más de lo necesario.
- Saltar comidas puede ser un error, pues te causará mayor ansiedad y, cuando comas, tendrás mucha más hambre.
- Beber poca agua. Si tienes tendencia o predisposición a retener líquidos, beber agua te ayudará a controlarlo. Cuando tu cuerpo está deshidratado, se resiste a eliminar cada gota y se hincha. Cuando bebes suficiente agua, el cuerpo elimina el exceso de agua.
- El sedentarismo o falta de ejercicio, que puede causar enfermedades de sobrepeso o cardiovasculares.
- El consumo de azúcar refinada o de alimentos y bebidas azucaradas.
- El exceso en el consumo de carbohidratos.
- El consumo de alimentos súper procesados, que pueden alterar la flora intestinal y ocasionar serias enfermedades.
- Todo en exceso es malo, y debemos aprender a consumir las porciones indicadas de cada alimento.

CONSEJOS DE ORGANIZACIÓN, HIGIENE Y CONSERVACIÓN DE LOS ALIMENTOS:

- Planifica tu menú de la semana y así te rendirá mucho más el tiempo en la cocina.
- Escoge un día de la semana para adelantar ciertas preparaciones que podrías dejar listas en la nevera, como arroz y quinua cocida, hamburguesas de pollo, garbanzo o lentejas, albóndigas de pavo, vegetales horneados y vinagretas.

- Lava la lechuga, justo antes de consumirla, con agua con vinagre o limón y una pizca de bicarbonato, para eliminar las bacterias dañinas.
- Para conservar los vegetales de hojas verdes, incluso la lechuga, guárdalas en recipientes herméticos, colocándolas entre dos láminas de papel absorbente. Tapa y guarda en el refrigerador.
- Corta en cuadritos los vegetales como la cebolla, el pimiento (pimentón), el ají dulce y el apio, y guárdalos en bolsas individuales en el congelador. Solo descongela lo que utilizarás en el momento, ya que no es recomendable volver a congelarlo una vez que lo descongeles.
- Asegúrate de contar con una tabla solo para cortar vegetales, una solo para cortar las carnes de res, otra solo para las aves, otra solo para los pescados, y otra solo para el pan o las carnes ya cocidas. Así evitas la contaminación cruzada.
- Nunca salgas de casa sin una lonchera con tus comidas o meriendas, y con un filtro de agua.

MI ESTRATEGIA PARA VIVIR UNA VIDA SALUDABLE:

- *Comer variado es el mejor secreto.* Ningún alimento por sí solo contiene todos los nutrientes, vitaminas, minerales y aminoácidos esenciales que nuestras células necesitan para mantenerse sanas. Comer variado, además, ayuda a no aburrirse jamás.
- *Probar variantes saludables.* Siempre habrá una opción saludable que se adapte al bolsillo. Es importante atreverse a probar comidas diferentes. Quizá no seamos amantes de los vegetales, o somos de los que piensan que comer sin salsas comerciales podría no ser rico, pero todo es cuestión de acostumbrarse. Los nuevos sabores nos pueden sorprender.
- *Vaciar la despensa.* Eliminar esos alimentos que no traen ningún beneficio a la salud para evitar caer en la tentación de consumirlos.

- *Evitar gastar dinero en alimentos que no nutren.* Muchas veces cometemos el error de comprar alimentos que son perjudiciales para la salud, junto con otros que sí son sanos. ¡Entonces, claro, gastamos muchísimo más! Si dejamos de comprar salsas comerciales, galletas y cereales refinados, entre muchos otros productos más, no nos veremos forzados a gastar más para tener una despensa saludable.
- *Educar el paladar.* El paladar se acostumbra más rápido de lo que creemos a las comidas nuevas y saludables, tanto así que cuando volvemos a probar alimentos poco nutritivos nos saben demasiado salados o grasosos.
- *Inspirar a otros.* Nuestros amigos y familiares verán nuestros logros y bienestar y, te aseguro, se contagiarán con esa buena energía. Solo así lograremos cada día expandir más nuestra comunidad de familias saludables.
- *Ser realistas.* Debemos empezar por escoger una motivación real, algo que perdure en el tiempo. En lugar de pensar solo en tener un mejor físico, debemos aspirar a cambiar nuestros hábitos de raíz.
- *Comenzar con cambios pequeños.* Avanzar con pequeños pasos es lo que hará sostenible la nueva rutina. El propósito siempre debe ser ganar y preservar la salud; no perder peso en cuestión de semanas o tener el cuerpo más esbelto de todos.
- *Realizar ejercicios físicos.* Realizar ejercicios cardiovasculares por lo menos 3 o 4 veces por semana, y combinarlos con ejercicios de pesas compuestos, que ayudan a fortalecer la masa muscular.
- *Abandonar los excesos*: Todo, en exceso, es perjudicial para la salud. Por ejemplo, debemos disminuir la cantidad de carbohidratos que nos servimos en el plato, y evitar el azúcar y la sal cuando no hagan falta. Debemos evitar también, siempre que se pueda, los alimentos procesados, las frituras y los refrescos.
- *Ser constantes y disfrutar cada etapa.* Cada día tiene su propio

afán. Debemos disfrutar los cambios al máximo, los nuevos sabores y las experiencias.

· *Quererse uno mismo.* Podemos motivarnos o inspirarnos con el ejemplo de otros, pero lo primero que debemos hacer es aceptarnos y querernos tal y como somos, con nuestra fisonomía, y buscar la mejor versión de nosotros mismos. Parte de estar sanos es no compararnos con los demás, porque cada cuerpo es un mundo. ¡No hay nada más original y auténtico que ser uno mismo!

"Piensa en el balance más que en la balanza".

LA SALUD DE NUESTROS HIJOS

Cómo ayudé a mi hijo a superar un retraso en su crecimiento

Creo que todas las mamas tenemos un sexto sentido que nos permite saber cuándo algo no está marchando como debe. Yo llevaba a mi hijo todos los años al médico para cerciorarme de que estaba creciendo sano, porque algo me decía que no estaba bien. Sin embargo, su pediatra me decía lo contrario. Así como mi esposo y yo habíamos hecho todo lo posible para tener buena salud, queríamos lo mismo para nuestro niño, y decidí llevarlo a otro médico pediatra nutricionista. El diagnóstico fue que se encontraba por debajo de su estatura promedio y todos sus valores nutricionales estaban bajos. Muy preocupada, le pedí al doctor que me dijera lo que tenía que hacer, y me sorprendí cuando me dijo que, aunque en casa comíamos muy sano, teníamos que hacer cambios en su alimentación para resolver sus problemas de desarrollo. El doctor Gerardo Fernández me dijo:

· Empieza el día con una porción de frutas. Si este es el primer alimento del día, el organismo absorberá mucho mejor todos sus nutrientes.

- En las meriendas, las frutas son el alimento más importante. Deben consumirse de 5 a 7 porciones al día, evitando galletas, granolas, cereales, embutidos y yogures azucarados.
- Si le gusta el yogur griego, lo puede consumir una vez que haya comido sus frutas.
- Dos veces por semana, debe consumir proteína vegetal de alto valor biológico, en lugar de proteína animal como, por ejemplo, granos o legumbres.

También me dijo que mi hijo debía tomar un poco más de agua, hacer 40 minutos de ejercicio diario como mínimo, consumir harinas o cereales integrales (en lugar de harina blanca) e ingerir vegetales en sus tres comidas principales. Yo pensé: "¿Vegetales en el desayuno? ¡Me odiará toda la vida!". Pero, me tocó ser más creativa y empecé a incorporar los vegetales en todas las masas de arepas, pizzas y empanadas. Sus comidas eran de todos colores porque las preparaba con verduras como zanahoria, espinaca y remolacha (betabel). ¡Las panquecas, los *muffins* y hasta las albóndigas se los hacía con alguna hortaliza fresca y saludable!

En un mes, ya había crecido 3 centímetros, y no solo había alcanzado la estatura promedio, sino que estaba un poco más arriba, todo gracias a los cambios en su alimentación. Se preguntarán ustedes, ¿qué hice para que mi hijo comiera más sano y aceptara las frutas y vegetales? Nuestro deber como padres es, principalmente, educar a nuestros hijos y explicarles la importancia de que se alimenten bien. Lo demás… bueno, ¡lo demás son estrategias! Negociar con ellos y darles a escoger entre varias opciones saludables les hace sentir que tienen el control. Siempre que negocies con ellos con amor y que empieces poco a poco, irás creando conciencia en ellos, enseñándoles el buen comer.

¿Cómo hago para que mis hijos coman más vegetales?
- Puedes incluir verduras licuadas, ralladas o cortadas en todas las masas de arepas, empanadas, pizzas, *muffins*, panquecas,

tortas, sopas, albóndigas, hamburguesas, y muchos platos más.

- Si el niño no está acostumbrado a comer verduras, debes empezar por enseñarle a hacerlo. Comienza el hábito cortando los vegetales bien pequeños y mezclándolos con el arroz, pasta, carne o pollo, para que se empiece a familiarizar con ellos y se acostumbre al sabor y consistencia de los mismos.
- No dejes de ofrecérselos: así como los niños se acostumbran a comer verduras, se pueden desacostumbrar. En la perseverancia está la clave.
- Involúcralos en la preparación de los alimentos.
- Usa como ejemplo algún deportista o figura que admiren. Explícales que su fuerza, inteligencia, destreza y éxito se debe a que siempre come frutas y vegetales.
- No se lo impongas a la fuerza, pues eso causará el rechazo. En cambio, habla mucho y explica todos los beneficios que nos aportan los vegetales, enfatizando que podrán ser más fuertes, veloces e inteligentes, evitar enfermedades y sentirse con mucha energía si los consumen.
- Crear conciencia en nuestros hijos de lo que nos hace bien y mal les brindará las herramientas que necesitan para decidir y escoger correctamente sus alimentos, aun cuando no estén junto a nosotros.

¿Qué alimentos debo evitar en las loncheras?

- Los alimentos súper procesados, las harinas refinadas, los embutidos, los alimentos llenos de químicos y conservantes y modificados genéticamente. Todos ellos pueden afectar su organismo, alterando su metabolismo y su sistema inmune, entre otros.
- Bebidas azucaradas. En su lugar, puedes incluir jugos naturales, aunque siempre será mejor la fruta entera para aprovechar la fibra y los nutrientes.

- Azúcar simple o blanco. Según la Organización Mundial de la Salud, un niño no debería consumir más de 17 cucharaditas de azúcar al día, y estas puede obtenerlas de alimentos como frutas e hidratos de carbono. El azúcar blanco simple no provee ningún nutriente, son calorías vacías que pueden ocasionar serias enfermedades en nuestros niños.

La esperanza de vida de nuestros hijos está disminuyendo, y muchos especialistas aseguran que es menor que la nuestra y que se debe a que los alimentos que consumen los niños de hoy están cargados de hormonas, químicos, pesticidas, azúcar y miles de cosas más que afectan gravemente la salud.

Como madre, sé que muchas veces puedes sentirte frustrada. Pero tú conoces a tus hijos mejor que nadie y estoy segura de que lograrás conquistar su paladar y enamorarlos de la comida saludable. Recuerda que no estás sola.

Hoy en día, mi hijo sabe que en casa se come saludable y que cuando va a una fiesta puede disfrutar de otras comidas no tan sanas, pero como excepción, no como norma. Que conozca y entienda esto es lo más importante.

Agradecimientos

Siento que tengo tanto que agradecer que necesitaría escribir un libro completo solo para ello.

Ante todo, agradezco a Dios, que hace todo posible y a quien le entrego cada día de mi vida. Gracias por utilizarme como herramienta para bendecir a mi familia y a miles de familias más. "Señor, tú eres nuestro Padre, nosotros somos el barro, y tú, el alfarero. Todos somos obra de tu mano". Isaías 64:8. Soy una obra que no está terminada; has moldeado mi carácter, conciencia y espíritu, y has puesto en mi camino a personas que me han ayudado a crecer personal y profesionalmente. Has enviado ángeles para iluminarme en los momentos más oscuros, tristes y difíciles. Me has ayudado a superarlo todo y me has llevado a lugares que nunca había imaginado. Solo te pido que continúes haciéndolo.

A mi esposo amado, Álvaro Finol, por creer en mí, por ayudarme a crecer de mil maneras, por su amor y por su apoyo incondicional. Por ponerme los pies sobre la tierra cuando me pierdo en "johanalandia", y por otras veces llevarme al cielo con su amor infinito. A su lado he vivido los momentos más hermosos de mi vida, los más trascendentales y los más inolvidables. Todo lo hemos hecho en equipo. Gracias por ayudarme siempre, en especial con este libro. Como siempre dice: "Espero que continuemos cocinando juntos nuestro futuro".

A mi hijo, uno de mis más grandes maestros, mi fortaleza, mi todo, mi empuje, mi motor para intentarlo todo, para trabajar hasta conseguirlo, mi mejor razón para no rendirme jamás.

A ustedes, con quienes descubrí el verdadero propósito de mi don en la cocina: el ayudar a que cada día seamos más las familias saludables en el mundo y a que sigamos sembrando semillas de conciencia y enseñanza en nuestros hijos.

A mi madre, mi padre, mis hermanas, mis tías, mi cuñado, mi suegra, mi cuñada y mis sobrinos, por todo el amor y apoyo recibidos.

Finalmente, a mis amigas, a mi familia virtual y a mi tribu saludable, por sus bendiciones, sus palabras, su inspiración y sus lindos deseos.

Índice